中国医学临床百家·病例精解

中国医科大学附属第一医院

风湿免疫科疾病病例精解

主编　杨娉婷　张　榕

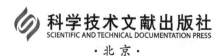

科学技术文献出版社
SCIENTIFIC AND TECHNICAL DOCUMENTATION PRESS
·北京·

图书在版编目（CIP）数据

中国医科大学附属第一医院风湿免疫科疾病病例精解/杨娉婷，张榕主编．—北京：科学技术文献出版社，2019.9

ISBN 978-7-5189-5441-4

Ⅰ．①中… Ⅱ．①杨… ②张… Ⅲ．①风湿性疾病—免疫性疾病—病案—分析 Ⅳ．①R593.21

中国版本图书馆 CIP 数据核字（2019）第 071349 号

中国医科大学附属第一医院风湿免疫科疾病病例精解

策划编辑：王梦莹　　责任编辑：彭　玉　王梦莹　　责任校对：文　浩　　责任出版：张志平

出　版　者　科学技术文献出版社
地　　　址　北京市复兴路 15 号　邮编 100038
编　务　部　（010）58882938，58882087（传真）
发　行　部　（010）58882868，58882870（传真）
邮　购　部　（010）58882873
官 方 网 址　www.stdp.com.cn
发　行　者　科学技术文献出版社发行　全国各地新华书店经销
印　刷　者　北京虎彩文化传播有限公司
版　　　次　2019 年 9 月第 1 版　2019 年 9 月第 1 次印刷
开　　　本　787×1092　1/16
字　　　数　185 千
印　　　张　16
书　　　号　ISBN 978-7-5189-5441-4
定　　　价　118.00 元

《中国医科大学附属第一医院风湿免疫科疾病病例精解》

编 委 会

主 编 简 介

杨娉婷，教授，博士生导师，中国医科大学附属第一医院党委副书记、纪委书记，风湿免疫科主任，辽宁省狼疮脑病重点实验室主任，辽宁省特聘教授，辽宁省百千万人才工程百人层次人选，首届辽宁省青年名医。中华医学会内科分会委员，中华医学会风湿病学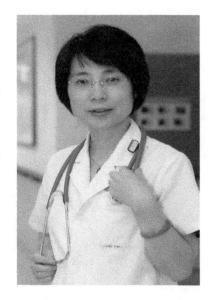分会青年委员会副主任委员，辽宁省医学会风湿病分会第八届委员会候任主任委员，中国医师协会风湿免疫科医师委员会常务委员，海峡两岸医药卫生交流协会风湿免疫病学专业委员会常务委员。以第一或通讯作者发表 SCI 源期刊论文 20 篇，累计 70 分。承担国家自然基金项目 2 项。以第一申请人获得省级科技进步奖二等奖一项，辽宁省医学科技奖二等奖一项。

主 编 简 介

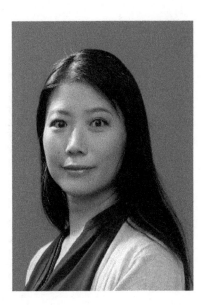

　　张榕，教授、主任医师，硕士生导师，中国医科大学附属第一医院风湿免疫科副主任，辽宁省医学会风湿病学分会常委、海峡两岸医药卫生交流协会风湿免疫病学分会委员及感染学组常委、中国医师协会风湿免疫学分会青年委员、中国医师协会风湿免疫学分会肺间质与肺血管病学组委员、国际血管联盟（IUA）血管炎专家委员会委员、辽宁省养生康复学会风湿病学分会副主任委员，辽宁省中西医结合风湿病学分会常委，《辽宁医学杂志》编委。主持及参与国家级及省级课题7项，参编教材2部。特别擅长狼疮危象、系统性血管炎、结缔组织病相关肺动脉高压及间质性肺病等疑难重症的救治，对发热待查、炎症性关节病的诊治有独到见解。

前 言

中国医科大学附属第一医院风湿免疫科成立于1991年，是全国最早成立的风湿免疫专科之一，担负着辽宁省乃至东北三省和内蒙古自治区风湿病疑难重症的救治工作。

在近30年的临床工作中，我们有成功救治患者时的欣喜，也有失败后难以抹去的遗憾。正是这些深切的体会与教训使我们一直怀着一种希望，期待有一天我们能够把这些难忘的病例与心得体会记录下来并与大家分享。

这本书总结了我们所经历的部分病例，但由于编者学识有限，书中难免有疏漏，甚至错误，恳请读者予以理解并不吝赐教。我们衷心希望这本书能够给大家带来思考和启迪，共同分享我们的成长与进步！

杨娉婷

目　录

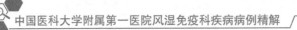
附录

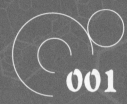

001
以消化道受累为主要表现的
系统性红斑狼疮一例

病历摘要

患者，女性，40岁，既往健康。主诉：腹痛4月余。

患者入院前4月余无明显诱因出现腹痛。以中、上腹部隐痛为主，无放散，与进食、体位无关。不伴恶心、呕吐、腹泻。入院前近1个月上诉症状加重，疼痛部位无改变，但程度较前剧烈，进食后加重，伴呃逆、恶心、呕吐，呕吐物为胃内容物及胆汁，无鲜血及咖啡样液体。同时伴有腹泻，10余次/天，为黄色稀水样便，便后腹痛无缓解。于当地医院对症抑酸、解痉、利尿治疗后腹泻及呕吐症状好转，但仍有腹痛，频次较前增多。行结肠镜检查示：乙状结肠水肿。为求进一步诊治于2015年5月收入我院消化内科。患者病来无发热、盗汗，无头痛、抽搐，无胸闷、气短，无咳嗽、咳

1

痰，无皮疹，无口腔溃疡，无光过敏，无脱发，无口干、眼干，无双手遇冷变色，无肌力下降及肌肉疼痛，无关节肿痛，精神状态欠佳，食欲、睡眠差，尿量正常，排便如上述。近1个月体重下降20余斤。否认吸烟、饮酒史。否认肝炎、结核病史。无外伤史，既往健康。否认冶游史。

入院查体：T：36.5℃，P：78 次/分，R：18 次/分，BP：127/90mmHg。一般状态可，神志清楚，发育正常，营养中等，睑结膜无苍白，巩膜无黄染，周身皮肤黏膜无皮疹，毛发略稀疏，口腔无溃疡，舌质不干，腹平坦，腹型对称，未见胃肠型，未见腹壁静脉曲张，腹软，肝脾肋下未触及，中上腹轻微压痛，未触及包块，无反跳痛，无肌紧张，墨菲氏征阴性，肝脾区无叩击痛，移动性浊音阴性。肠鸣音约4次/分，未闻及气过水音及高调肠鸣音。双下肢无浮肿。

辅助检查及诊治过程：入院完善腹平片 DR 立位（图 1.1）：腹内可见较多肠气影，肠管略扩张，其内可见气液平面影。并行全腹CT 平扫 + 增强：肝脾周围可见液性密度影。部分小肠管壁水肿增厚，余胃肠道管壁未见异常增厚，管腔无狭窄及扩张。大网膜、肠系膜内可见多发小结节影。双肾及肾上腺未见异常，双侧肾盂及输尿管扩张积液，膀胱充盈尚可，右侧壁及后壁增厚，局部结节样突起，增强后明显强化，双侧输尿管膀胱入口亦可见强化影，膀胱浆膜面毛糙，双侧盆壁可见肿大淋巴结影，盆腹腔内可见积液。腹膜后可见多发小淋巴结影。CT 诊断意见：膀胱壁增厚，膀胱癌累及双侧输尿管入口可能大，双侧肾盂及输尿管扩张积液；盆壁肿大淋巴结影；大网膜、肠系膜及腹膜后多发小结节；盆腹腔积液。因腹部影像学结果疑似膀胱癌，完善膀胱镜检查。膀胱镜检查：膀胱内黏膜光滑，双管口裂隙状，蠕动喷尿良。膀胱颈圆滑，尿道黏膜未见异常。膀胱镜检查不考虑存在膀胱癌，结合患者为年轻女性，腹部影像学结果显示存在肠梗阻、输尿管肾盂积水及膀胱炎可能，可疑系统性红斑狼疮腹腔器官平滑肌受累。完善我科风湿免疫相关化验检查：抗 Sm（2＋），抗 SSA（3＋），抗 dsDNA（2＋），AnuA（＋），AHA（弱＋），RF 21.30IU/ml，C_3 0.36g/L，C_4 0.04g/L；尿常规：PRO（3＋）。

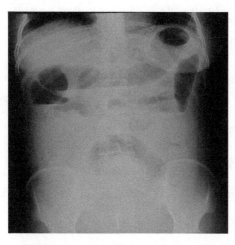

注：腹内可见较多肠气影，肠管略扩张，其内可见气液平面影。

图1.1　腹平片 DR 立位

经我科会诊，确诊为系统性红斑狼疮合并假性肠梗阻、输尿管肾盂积水及膀胱炎转入我科治疗。在我科治疗期间予甲强龙250mg 冲击 3 天，并环磷酰胺 0.2g 隔日 1 次静推（5 次，住院期间累积量 1.0g），并加用羟氯喹 200mg 日 2 次口服，同时积极纠正离子紊乱，补钾治疗。肠梗阻时禁食水，予补液治疗及抗感染治疗。复查双肾输尿管膀胱彩色多普勒超声常规检查：肾盂积水和腹水减少；腹平片 DR 立位：腹部积气明显好转；全腹增强CT：膀胱充盈尚可，壁不厚。患者腹痛好转，排气、排便正常，于 2015 年 6 月出院。规律随访，2016 年 3 月激素减量至强的松 10mg 日 1 次口服，羟氯喹 200mg 日 2 次口服，环磷酰胺 1.0g 每

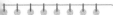

月治疗，复查血沉 15mm/h，补体：C_3 0.8g/L，C_4 0.1g/L，免疫球蛋白正常，血常规、肝肾功正常，尿蛋白及潜血阴性。未再有腹痛发作。

病例分析

假性肠梗阻（IPO）是系统性红斑狼疮（SLE）的一种少见的胃肠道表现，而以 IPO 为首发症状的 SLE 更为罕见，由于消化系统症状突出，常常掩盖全身症状，如本例患者起初就诊于消化内科。IPO 是由肠道肌肉神经病变引起的，以肠道运动功能障碍为特征的临床综合征。临床表现以肠内容物通过迟缓、肠腔扩张、腹胀、腹痛、便秘或腹泻为主。现根据国内外文献报道，SLE 并发 IPO 多发生在疾病活动期，小肠比大肠更易受累，随系统性红斑狼疮的治疗，肠梗阻症状常可得到缓解。

SLE 引起 IPO 的发病机制大致可归纳为如下几点：①血管炎：SLE 引起免疫复合物在血管壁的沉积导致慢性缺血，引起肠道平滑肌纤维化和萎缩，伴特征性黏膜下及浆膜血管增生。②腹水、浆膜炎可导致麻痹性肠梗阻。③肌肉病变是继发于 SLE 的自身免疫性疾病。SLE 继发 IPO 的发病机制至今不明，免疫复合物介导的血管炎可能是其根本病因。血管炎可引起肠壁慢性缺血，最后导致肠道肌肉破坏和运动减慢。另外，与免疫复合物的形成与沉积、炎性细胞浸润等导致组织损伤有关。IPO 和输尿管肾盂积水同时发生，提示上述改变可能均为原发于肌肉或者内脏神经自身免疫性损伤导致的平滑肌运动减弱所致。

此例患者除了有 IPO 表现外，虽然没有尿路刺激症状，但全腹 CT 提示膀胱右侧壁及后壁增厚，局部结节样突起，增强后明显强

笔记

化，双侧输尿管膀胱入口亦可见强化影，膀胱浆膜面毛糙，疑似膀胱癌累及双侧输尿管入口可能性大。完善膀胱镜检及我科治疗后复查上述表现消失，除外了恶性肿瘤。狼疮性膀胱炎与免疫复合物介导的血管炎有关，其具体发病机制尚不明确，临床上缺乏统一的诊断标准。文献报道，SLE 相关性输尿管及膀胱受损伤的病理基础可能是由于 SLE 的弥漫性小血管炎导致神经炎及平滑肌功能障碍，还与逼尿肌痉挛造成膀胱、输尿管反流或膀胱输尿管连接点慢性纤维化有关。SLE 的膀胱和输尿管病变主要见于女性。狼疮性膀胱炎常表现为尿频、尿急，部分患者尿路症状较轻微，尿液检查正常，尿培养阴性，病理改变主要为间质性膀胱炎。炎症造成膀胱三角水肿、逼尿肌痉挛，继而出现输尿管、肾积水，膀胱挛缩。如果 SLE 患者出现尿路症状，检查发现膀胱壁增厚、膀胱容积缩小、双侧输尿管扩张、肾积水，组织活检证实为间质性膀胱炎，在排除结核等感染后，可诊断为狼疮性膀胱炎。如果患者无明显尿路症状。但有明确的客观检查依据，亦可诊断。因此，推测本例患者存在膀胱炎。

此类患者治疗主要以激素冲击及免疫抑制剂为主，同时纠正离子紊乱及抗感染支持，应用广谱抗菌药物抑制肠道细菌的过度生长，使用刺激肠蠕动的药物。及时诊断并早期治疗是肠道蠕动动力和泌尿系统动力恢复的关键；延误治疗会导致肠蠕动不能恢复正常，进而导致组织病理学进展，即肠壁的纤维化和萎缩，甚至激发肠道神经丛的损伤。此类患者通常对大剂量激素治疗反应较好，早期激素治疗可使大部分患者肠梗阻症状缓解，症状重时可应用甲泼尼龙冲击治疗，可加用免疫抑制剂作为维持治疗。应重视本病的发生，避免不必要的外科干预。

病例点评

　　系统性红斑狼疮消化系统受累并不少见，可出现肠梗阻表现，并常常合并其他平滑肌受累，如双肾、输尿管、肾盂积水及膀胱炎，为胃肠道及泌尿系平滑肌受累的表现，应积极识别并予激素加免疫抑制剂治疗缓解病情。

（刘儒曦）

002
系统性红斑狼疮合并心肌受累一例

病历摘要

患者，女性，38 岁，以"双手遇冷变色 12 年，气短半年，双下肢浮肿半个月"为主诉于 2015 年 8 月 20 日入院。

患者 12 年前无明显诱因出现双手遇冷变白、变紫、变红，就诊于当地医院，诊断为"雷诺氏症"，未进行系统诊治。1 年前出现口干，进干食可，无明显眼干。半年余前因心悸、气短就诊于当地医院，诊断为"扩张型心肌病"，应用稳心颗粒等药物治疗，自觉症状无明显缓解，于当地医院行心脏彩超提示左心室射血分数 39% 。半个月前无明显诱因出现双下肢浮肿，伴有散在红色紫癜样皮疹，自觉间断发热（体温未测），无畏冷、寒战。就诊于当地医

笔记

7

院完善相关检查提示：肺部占位，肾功肌酐升高（212μmol/L），补体减低，抗核抗体、抗双链 DNA 抗体及抗 Sm 抗体等多种自身抗体阳性，为求进一步诊治入我院。病来偶有口腔溃疡，自觉脱发明显，偶有关节疼痛，偶有咳嗽、咳痰、心悸、气短，自觉夜间左侧卧位呼吸困难，饮食睡眠及精神状态可，乏力，大小便正常，体重无明显变化。既往史：否认糖尿病、高血压、冠心病病史。家族史：母亲患肾病综合征 10 余年，曾应用激素及环磷酰胺治疗。

查体：双足背可见色素沉着，口腔无溃疡，舌质不干，左肺上野呼吸音弱，右肺呼吸音清，未闻及干湿性啰音，心率 84 次/分，心律齐，心脏各瓣膜听诊区未闻及病理性杂音。腹平软，无压痛，双下肢浮肿，周身关节无肿胀，四肢肌肉无握痛。

辅助检查：肺部 HRCT 示左肺团片影，炎性病变可能性大。双肺陈旧性病变，间质性改变。纵隔及双侧腋窝淋巴结肿大。心脏增大，心包积液。双侧胸腔积液（图 2.1）。经胸超声心动图 + 心功能示：左心大，左室壁增厚，心肌回声异常（回声呈细颗粒样增强），主动脉瓣病变（轻度反流），主动脉根部管壁僵硬，肺动脉扩张，肺高压（轻度 46mmHg），左室整体收缩功能减低（LVEF 35%），心包积液（少量）。肝胆脾胰彩超示：胆囊壁略增厚，腹水，双肾实质回声略偏强。血常规：血红蛋白浓度 99g/L。肾功能：肌酐 106μmol/L。C 反应蛋白 9.66mg/L。尿常规：蛋白质（PRO）（3 +），潜血（BLD）（3 +），红细胞每高倍视野 101.45/HPF，白细胞每高倍视野 61.24/HPF，异常形态红细胞 70%。24 小时尿蛋白定量 3.4g。多次查 ANA（+）、抗 dsDNA（+），抗 U1RNP（+），抗 Sm（+），抗 SSA（+），抗 Ro – 52（+），核小体（+）。补体：C_3 0.12g/L，C_4 0.04g/L。免疫球蛋白 IgG 18.70g/L。

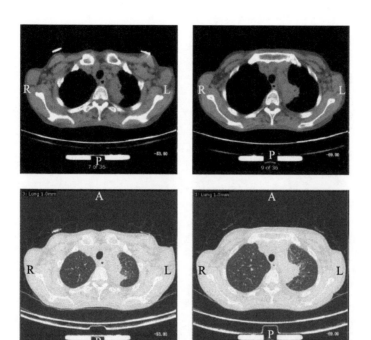

图2.1　2015年8月19日肺 HRCT

诊治经过： 入院后患者诊断为系统性红斑狼疮，心肌病，心功能不全（心功能Ⅱ级），肾功能不全，肺部团片影性质待定。因激素及免疫抑制剂可能加重患者心功能不全，予强的松50mg日1次口服，环磷酰胺0.4g每2周1次静点及羟氯喹口服治疗。同时应用异舒吉扩冠、西地兰改善心功能、利尿、低分子肝素抗凝及降肌酐等治疗。针对肺部团片影，予抗感染治疗。2周后复查肺 CT＋增强，团块影较前缩小（图2.2）。患者症状好转，肌酐水平恢复正常出院。

2015年9月16日患者因恶心、呕吐停用激素3天，后出现胸闷、气短，夜间平卧困难，双下肢浮肿加重，尿量较前明显减少（约500ml/日），于当地医院完善检查发现心功能 LVEF 27%，BNP 4983.5pg/ml，再次入院治疗。考虑为系统性红斑狼疮疾病活动度

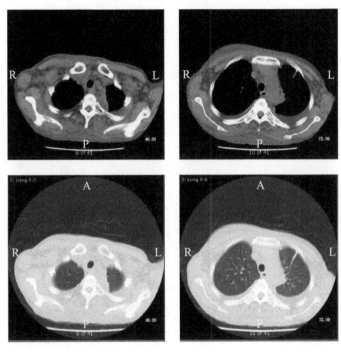

图 2.2　2015 年 8 月 27 日肺 CT + 增强团块影较前缩小

控制不佳及感染导致心功能不全加重，予甲强龙 80mg 日 1 次静点，应用硝普钠改善心功能，继续抗感染、抗凝、利尿及改善肾功能等治疗。患者在院期间出现一过性烧灼感，半小时左右自行缓解，伴有恶心、呕吐，此后未再有发作。发作时心电图示窦律，HR 68 次/分，Ⅱ、Ⅲ、avF、V_1 ~ V_6 导联 T 波倒置。血清肌钙蛋白 Ⅰ 测定 cTnI 5.406ng/ml。考虑患者为急性非 ST 段抬高型心肌梗死可能性大，加用硝酸酯类扩冠及环磷酰胺口服治疗，患者症状逐渐好转，2015 年 9 月 28 日复查心脏彩超 LVEF：34%（图 2.3），24 小时尿蛋白定量 1.07g，患者出院。继续强的松 50mg 日 1 次口服，环磷酰胺片 2 片隔日 1 次口服。此后规律门诊复查，心功能、血常规、肾功能及尿蛋白、潜血逐渐好转、抗 dsDNA 抗体转阴、补体较前升高，应用小剂量激素及环磷酰胺维持治疗。

笔记

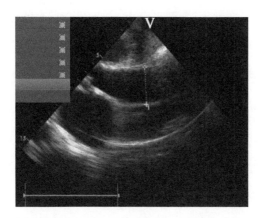

图 2.3　2015 年 9 月 28 日复查心脏彩超 LVEF 34%

病例分析

　　本例患者为育龄期女性，既往有雷诺症、口腔溃疡及关节痛等症状，存在浆膜炎、心肌受累、肾脏受累、多种自身抗体阳性及补体减低，符合美国风湿病学会（ACR）1997 年及 2017 年推荐的系统性红斑狼疮（SLE）诊断标准。患者最初因胸闷、气短就诊于心内科，诊断为扩张型心肌病，予对症扩冠、利尿等治疗，症状仍有反复。于风湿免疫科就诊后，考虑为 SLE 相关心肌受累，而非独立的心脏疾病，应用糖皮质激素及免疫抑制剂环磷酰胺系统治疗后，心功能及肾功能亦明显好转。

　　心血管系统是 SLE 常累及的靶器官之一，心脏的各部分结构均可受累，包括心包、心肌、心内膜、传导系统及冠状动脉病变等。但 SLE 出现心脏受累时，也应注意除外病毒性心肌炎及感染性心内膜炎等感染性疾病。有文献报道 SLE 导致心血管系统受累患病率高达 50% 以上，心脏受累常常是 SLE 患者预后不良和死亡的主要原因之一。而 SLE 心肌受累主要表现为心肌炎和心肌病，临床确诊者

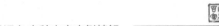

为3%～15%。有文献报道SLE合并扩张型心肌病的发病可能与感染微小病毒B19及Th17（辅助性T细胞17）相关细胞因子相关。合并心肌受累的SLE患者死亡率明显升高，预后不良，5年死亡率高达20%。狼疮性心肌炎/心肌病的临床表现与其他原因所致的心肌炎/心肌病无明显差异。心电图、超声心动图等检查结果对病因鉴别诊断无特异性提示。心脏核磁共振可显示心肌纤维化、瘢痕形成等表现，可用以鉴别其他心肌病。

狼疮性心肌病需要早期诊断并积极治疗，少数患者诊断较早，经糖皮质激素和免疫抑制剂积极治疗，扩大的心室可能恢复至正常大小。大部分患者预后不良。有研究表明经过激素治疗（包括接受大剂量激素冲击治疗）后，存活的患者在治疗后平均2周复查超声心动图，显示LVEF平均增加14.3%，说明针对免疫系统功能紊乱的治疗对心室结构和功能的恢复有重要意义。

病例点评

1. 系统性红斑狼疮心肌受累在临床上较为少见，且预后较差。在SLE患者合并心肌受累时应考虑为原发病所致。心脏超声及心脏磁共振检查可早期诊断并监测病情，对于初诊SLE及出现相关症状的患者应注意完善心脏彩超评估心脏结构、功能和肺动脉压等情况。

2. SLE合并心肌受累仍以治疗原发病为主，相关症状可随SLE病情控制得到缓解。但重症心肌病需要大剂量糖皮质激素冲击治疗，甚至联合免疫抑制剂，出现心力衰竭者则给予相应处理，顽固的终末期心肌病合并心力衰竭者死亡率极高，且多合并较严重的肾功能不全。

笔记

3. 在系统性红斑狼疮心肌受累的起病过程中，仍以免疫系统功能紊乱介导为主，但亦有文献提示可能与病毒感染相关，故在治疗过程中，应注意避免治疗过度导致的免疫妥协状态。

（赵萌萌）

003
选择性 IgA 缺乏症、系统性红斑狼疮合并双侧上颌窦占位性病变一例

📋 病历摘要

患者，女性，41 岁，以"口腔溃疡、关节疼痛 10 年，头痛 4 个月"为主诉于 2012 年 7 月 4 日入我院。

患者 10 年前因反复口腔溃疡，双手掌指关节、近指关节疼痛就诊于外院，完善相关检查提示白细胞减少、补体减低、ANA（＋）、dsDNA（＋），诊断为"系统性红斑狼疮"，予强的松 50mg/日口服，环磷酰胺 1.0g/月静点（累计 13g），后激素规律减量至 5mg/日口服维持，病情控制尚可。4 个月前患者出现整个头部持续性胀痛，于外院完善颅脑 MRI 提示：①脑内多发缺血灶；②海马旁异常信号软化灶性病变；③脑白质脱髓鞘。考虑诊断为"狼疮脑病"，予甲强龙 250mg/日静点冲击及鞘内注射治疗，症状有所好转，出院后予强的

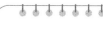

松50mg/日口服，规律减量至30mg/日时出现头痛症状加重，将强的松加量至50mg/日口服，症状仍不能缓解，为求进一步诊治入我院。

既往史： 10年前发现选择性IgA缺乏症。

体格检查： 神清语明，双侧瞳孔等大正圆，直径约3.0mm，对光反射正常，颜面及周身皮肤未见皮疹，结膜无苍白，舌质略干，口腔可见散在溃疡。双肺呼吸音清，未闻及干湿性啰音，心率80次/分，律齐，各瓣膜听诊区未闻及病理性杂音。

辅助检查： 骨密度提示骨量减少。血常规：WBC $16.18 \times 10^9/L$。ANA（＋），抗SSA（＋），抗Ro-52（＋），ACL（－），ANCA（－）。补体：C_3 0.82g/L，C_4 0.24g/L。反复多次查免疫球蛋白IgA＜0.07g/L，IgM及IgG正常。凝血三项：FIB 1.81g/L，APTT 25.6s。肝肾功能，尿、便常规，脑脊液常规，脑脊液查隐球菌及结核杆菌，风湿三项，T细胞亚群均正常。

诊治经过： 入院后考虑诊断为选择性IgA缺乏症、系统性红斑狼疮、狼疮脑病。予患者甲强龙250mg日1次静点3天，后调整为甲泼尼龙32mg日1次口服，异环磷酰胺1.0g每两周1次静点，并予地塞米松及甲氨蝶呤鞘内注射治疗，患者头痛症状有所好转。但在激素减量过程中，头痛症状出现反复，应用曲马多、吗啡缓释片等强镇痛药物后，头痛略有缓解。患者于2012年7月15日开始出现鼻塞、流涕等感冒样症状，对症予蒲地蓝抗病毒治疗，症状好转后反复，逐渐出现流黄涕、鼻窦压痛、嗅觉下降及右侧面部感觉异常，完善相关检查。鼻窦CT：双侧上颌窦占位性病变伴颅底骨、邻近骨质及软组织受累，性质待定（图3.1）。颅脑MRI+C：提示双侧上颌窦占位性病变待除外，并向周围侵犯（图3.2）。上、下颌骨平扫3D-CT：双侧上颌骨、蝶骨、硬腭及斜坡骨质改变（图3.3）。经耳鼻喉科、神经内科及口腔医院会诊，考虑诊断为双侧上颌窦占位性病变（性质待定），病变可能为原发自口腔的肿瘤，因肿瘤进展较快，已经侵蚀骨质，无法进行手术治疗，于放射线治疗科进行下一步诊治。

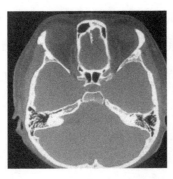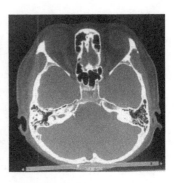

图 3.1　鼻窦 CT 可见占位病变

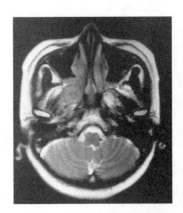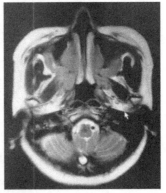

图 3.2　颅脑 MRI ＋增强可见病变向周围侵袭

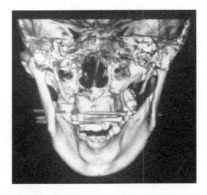

图 3.3　上、下颌骨平扫 3D－CT：双侧上颌骨、蝶骨、硬腭及斜坡骨质改变

病例分析

本例患者为育龄期女性，慢性病程，10年前出现反复口腔溃疡、关节炎、血液系统受累，以及 ANA、dsDNA 阳性，符合美国风湿病学会（ACR）1997 年及 2017 年推荐的系统性红斑狼疮（SLE）诊断标准。在疾病诊治过程中发现多次复查免疫球蛋白 IgA 均 <0.07g/L，可诊断为选择性 IgA 缺乏症。患者本次起病以神经系统受累为主，表现为顽固性头痛，外院颅脑 MRI 检查未发现明显血管、肿瘤等疾病，脑脊液检查亦除外颅内感染，考虑狼疮脑病诊断明确。在诊治过程中因鼻塞、流涕等症状发现双侧上颌窦占位性病变。

SLE 是一种可累及多器官、多系统，以自身抗体产生和免疫复合物沉积为病理特征的自身免疫性疾病，可累及皮肤、心血管、肌肉骨骼、泌尿系统、呼吸系统及神经系统等。本病的临床表现、病程发展及病情转归均具有较大的个体差异，病情严重者可危及生命，其中以神经精神系统受累的患者预后为差。临床上狼疮脑病可表现为多种神经系统症状，诊断需除外其他神经系统疾病，治疗原则以激素加用环磷酰胺冲击为主，同时可应用地塞米松、甲氨蝶呤鞘内注射治疗。

选择性 IgA 缺乏症（selective IgA deficiency，SIgAD）是原发性免疫缺陷病中发病率最高的一种，占原发性免疫缺陷病的 60% 以上。我国汉族人群中患病率为 1∶2600。SIgAD 与反复呼吸道感染、消化系统疾病、自身免疫性疾病等多种疾病关系密切。IgA 与组织抗原或蛋白抗原具有特殊亲和力，从而可消除进入循环中的此类抗原，防止这些抗原诱导的炎症或自身免疫疾病，若 IgA 缺乏，可伴有体内自身抗体水平升高。Ammann 等曾报道成人 SIgAD 患者中 50% 可伴发各种自身免疫病，尤以甲状腺疾病及 SLE 患者为多见。1963 年首次有人报道 SIgAD 合并 SLE，近些年来也有很多文献分析 SLE 与 SIgAD 的相关性，但目前两种疾病之间的相关性尚不明确。而 SIgAD 与肿瘤相关的报道仅为个案，多见于淋巴源性及胃肠道肿瘤。

多数自身免疫性疾病患者具有更高的恶性肿瘤发病率，而在某些恶性肿瘤病程中，自身免疫疾病也可作为副肿瘤综合征表现出现，这可能与自身免疫性疾病和恶性肿瘤具有相似的遗传背景有关。SLE 和多种恶性肿瘤有遗传易感性、紫外线照射、病毒感染（EB 病毒）、吸烟、肥胖等相似致病背景，而胰岛素样生长因子（IGF）、泌乳素、雌激素和生长激素（GH）等可能是自身免疫性疾病和恶性肿瘤之间的相关因素。免疫抑制剂的应用被认为可能与肿瘤发生相关，但同时多项研究显示，除宫颈癌外，其他类型恶性肿瘤与免疫抑制疗法均无相关性。

2005 年进行的一项为期 8 年的国际多中心观察，对 9547 例 SLE 患者进行了恶性肿瘤发病情况调查，结果显示 SLE 患者恶性肿瘤发生率为 4.5%，远高于正常人群；常见肿瘤类型为乳腺癌、胃肠道肿瘤、血液系统肿瘤、肺癌和宫颈癌；但原发自口腔或鼻咽部的肿瘤较少见。多数患者的恶性肿瘤发生于 SLE 发病后 8 ~ 15 年，肿瘤的伴发可能导致 SLE 的疾病活动，从而影响患者的预后。

病例点评

1. 本例患者既往诊断选择性 IgA 缺乏症及系统性红斑狼疮明确。本次因顽固性头痛起病，在控制 SLE 及狼疮脑病后仍有持续性头痛，最终发现存在上颌窦占位性病变。长期应用免疫抑制剂的SLE 患者出现顽固头痛时，除了考虑狼疮脑病外，还需充分排查神经系统感染（如隐球菌脑膜炎、结核性脑膜炎等），蛛网膜下腔出血，缺血性脑血管病，神经系统及眼耳鼻部占位性肿瘤，神经性头痛等。在临床上完善颅脑影像学检查及脑脊液检查非常必要。

2. 随着治疗手段的进步，SLE 患者生存率有所上升（5 年生存率从 1955 年的 <50% 到目前的 >90%）。合并恶性肿瘤后，SLE 患者平均存活时间约为 4.5 年，合并 NHL 者存活时间更短。恶性肿瘤已经成为决定 SLE 患者死亡率和生存质量的重要因素。

3. 以往我们比较关注炎性肌病、干燥综合征患者的肿瘤伴发情况，但 SLE、RA 等其他自身免疫性疾病合并恶性肿瘤的发病亦不能忽视，因此对肿瘤相关表现要有警觉性，早期、有效地进行肿瘤筛查，以减轻自身免疫疾病发生的肿瘤风险。

（赵萌萌）

004
系统性红斑狼疮并发
隐球菌脑膜炎一例

📋 病历摘要

患者，女性，51 岁，以"乏力 5 个月，左下肢活动不灵 5 天"为主诉入院。

患者 5 个月前无明显诱因出现乏力，于当地医院就诊，完善相关检查。网织红细胞百分比 13.78%，血常规：血红蛋白 48g/L，Coombs 试验阳性，抗核抗体（1∶1000＋），抗 SSA 抗体（＋＋），抗 SSB 抗体（＋＋＋），抗核小体抗体（＋＋），补体：C_3 0.62g/L，C_4 0.06g/L。诊断为"系统性红斑狼疮（SLE），自身免疫性溶血性贫血"，予甲泼尼龙琥珀酸钠 240mg 静点 3 天，后逐渐改为甲泼尼龙 48mg，日 1 次口服，环孢素 100mg，日 2 次口服，并环磷酰胺 0.8g，每月静点 1 次，病情好转后出院。甲泼尼龙逐渐减量至

32mg，日1次口服，环磷酰胺冲击治疗累计用量4.0g。

患者入院前5天无明显诱因出现左下肢麻木，活动不灵，就诊于当地医院，头MRI提示右顶叶梗死灶可能性大，对症治疗无明显好转，入院前3天突发左下肢麻木加重，并四肢抽搐，神志不清，呼之不应，无大小便失禁，无舌咬害，持续3~5分钟后自行缓解，就诊于我院急诊，完善相关检查。腰穿：脑脊液压力130mmH$_2$O。脑脊液常规：细胞数、蛋白、氯正常，葡萄糖4.4mmol/L。脑脊液隐球菌墨汁染色、结核菌涂片均阴性。血常规：白细胞9.15×10^9/L，淋巴细胞0.32×10^9/L，血红蛋白97g/L，抗核抗体（1∶80++），抗SSA抗体（+），抗Ro－52抗体（+）。给予奥卡西平片0.3g，日2次口服，控制癫痫，并转入风湿免疫科住院系统诊治。

入院后患者出现发热，体温38.5℃，无发冷寒战，无呼吸系统、消化系统、泌尿系相关临床表现，间断左下肢麻木感，无头痛、视物旋转及黑矇。查体：神志清楚，无颈强直，背部见硬币大小皮肤溃疡，表面脓性结痂（图4.1A），其他查体未见异常。肺CT：左肺上叶慢性炎症可能大（图4.2）。颅脑增强MRI：右侧额顶叶中央前后回局部皮质肿胀，呈片状稍长T$_2$信号影，增强扫描右侧额顶叶脑膜可见线状异常强化，中央沟前方可见小环状强化灶（图4.3）。C反应蛋白42.8mg/L，T细胞亚群：CD4 18个/μl，CD8 81个/μl，CD3：102个/μl，Coombs试验阳性，肺炎支原体1∶160，IgM阳性，巨细胞病毒DNA、EB病毒DNA均阴性。

患者处于免疫妥协状态，发热考虑与感染相关，停用环孢素、环磷酰胺，甲泼尼龙逐渐减量，经感染科会诊建议完善腰穿、皮肤病灶活检、血培养，查找细菌学证据。患者第二次行腰穿检查结果：脑脊液压力150mmH$_2$O，脑脊液常规：氯119mmol/L，葡萄糖4.1mmol/L，蛋白、细胞数正常，脑脊液隐球菌墨汁染色仍然阴性，

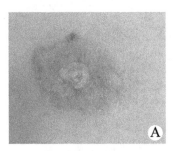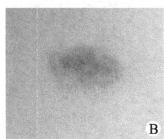

注：A. 背部见硬币大小皮肤溃疡，表面脓性结痂。B. 两性霉素 B 和 5 − 氟胞嘧啶治疗 4 周，背部溃疡愈合。

图 4.1　背部皮肤溃疡

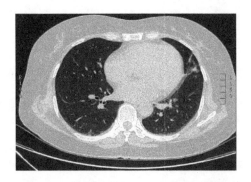

图 4.2　肺 CT 提示左肺上叶小片状影

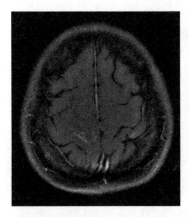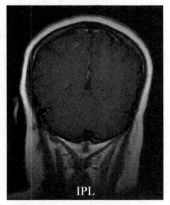

注：提示右侧额顶叶中央前后回局部皮质肿胀，呈片状稍长 T_2 信号影，增强扫描右侧额顶叶脑膜可见线状异常强化，中央沟前方可见小环状强化灶。

图 4.3　治疗前头 MRI 增强

而且三次血培养均阴性,患者拒绝皮肤病灶活检。经验性给予美罗培南 1.0g,每 8 小时 1 次静点,经上述抗感染治疗,患者体温平稳 12 天后再次出现发热,体温 38℃ 左右,并逐渐出现头痛,复查头 MRI 病灶无好转。患者反复发热,加之有神经系统表现,临床上不除外隐球菌感染,建议再次完善腰穿,同时脑脊液标本于外院实验室检测隐球菌荚膜抗原,以便查找隐球菌及其他感染证据。患者第三次腰穿结果:脑脊液压力 200mmH$_2$O,脑脊液墨汁染色找到隐球菌。脑脊液常规:细胞数 10×10^6/L,单核细胞 52%,多核细胞 48%,氯 115mmol/L,蛋白、葡萄糖正常,脑脊液隐球菌荚膜抗原阳性。结合上述检查,确定诊断为隐球菌脑膜炎,给予两性霉素 B 和 5 - 氟胞嘧啶等治疗。1 周后体温平稳,头痛缓解,4 周后左下肢麻木好转,皮肤溃疡愈合(图 4.1B)。两性霉素 B 和 5 - 氟胞嘧啶治疗 8 周后复查脑脊液及头 MRI 检查,脑脊液提示未找到隐球菌,头 MRI 提示病灶缩小(图 4.4),经感染科会诊,改为氟康唑胶囊 400mg,日 1 次口服,目前出院随访中。

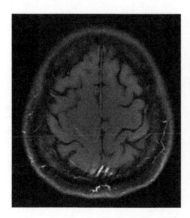
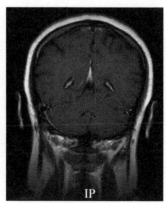

图 4.4 两性霉素 B 和 5 - 氟胞嘧啶治疗 8 周,
头 MRI 增强提示病灶较前好转

病例分析

隐球菌病是由隐球菌所引起的亚急性或慢性真菌病,主要侵犯中枢神经系统和肺,亦可侵犯骨、皮肤黏膜或其他脏器。隐球菌存在于土壤和鸽粪中,吸入空气中的孢子为主要感染途径,2/3 以上的隐球菌病病例存在中枢神经系统感染,分为脑膜炎型、脑膜脑炎型、脑瘤型,以脑膜脑炎最多见,表现为脑膜刺激征及颅内高压症状。

本例病例患者诊断 SLE、自身免疫性溶血性贫血明确,应用糖皮质激素、环磷酰胺、环孢素治疗,入院化验 T 细胞亚群 CD4 18 个/μl,为免疫妥协状态,结合发热、神经系统表现及头 MRI 改变,临床上疑诊隐球菌感染。由于治疗隐球菌的相关药物不良反应多,疗程长,感染科医生不宜在缺少病原学依据的前提下经验用药,最后在患者不同意皮肤活检的情况下,经过三次脑脊液检测才查找到隐球菌,从而确定诊断隐球菌脑膜炎。由于患者拒绝皮肤活检,因此无法确定皮肤病变性质,但结合治疗后反应,临床上不除外隐球菌病累及皮肤黏膜。

病例点评

隐球菌感染一般被认为是机会感染,确诊有赖于从各种标本中分离出隐球菌或病理检查发现隐球菌,其中脑脊液墨汁染色是确诊隐球菌病的常用方法,但需脑脊液中隐球菌负荷密度达到一定水平才能提高检出率,诊断效能有限,可能延误诊疗。脑脊液隐球菌荚膜抗原检测是近年开展的检测方法,具有高达90%以上的敏感度及

笔记

特异度，明显优于脑脊液墨汁染色。

　　风湿免疫疾病往往累及多个器官，与多学科交叉，病情复杂，如何在疾病控制的同时尽量避免药物的不良反应是临床治疗的关键，也是影响患者预后的因素之一。风湿免疫科医师应该重视感染性疾病的危害，准确判断病情，权衡利弊，避免过度治疗，提高诊疗水平，减轻患者痛苦和负担。

参考文献

1. 陈灏珠，林果为，王吉耀，等．实用内科学．14 版．北京：人民卫生出版社，2013：635 – 637.

2. 季淑娟，倪玲红，张俊丽，等．不同荚膜抗原检测方法对隐球菌脑膜脑炎诊断和疗效评估的价值．中华医学杂志．2015，95（46）：3733 – 3736.

（邹　波）

005
疑诊色素沉着绒毛结节性滑膜炎的单关节类风湿关节炎一例

病历摘要

患者，女性，35 岁，以"右踝关节疼痛肿胀 2 年"为主诉入院。2 年前劳累后出现右踝关节红肿，休息后略缓解，未在意。1 年前症状加重。为求进一步诊治来我院骨科。无其他关节肿痛，无腰背痛、虹膜炎、腹泻等，无银屑病家族史。查体右踝关节肿胀，压痛（+）。辅助检查：免疫球蛋白、补体正常，ANA 及 ENA 谱阴性，血尿酸正常，RF 阴性，HLA－B27 阴性，CRP 10.6mg/L（正常范围 0～5.0mg/L），血常规及凝血、肝肾功能正常，抗 CCP 抗体 232U/ml（正常范围 0～17U/ml）。右足关节 3D－CT 提示胫距关节软骨损伤，关节积液。彩超提示右踝关节骨皮质外不规则低回声，局部团块结节状。MRI 示右踝关节滑膜增厚，多发骨软骨损

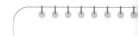

伤，色素沉着绒毛结节性滑膜炎（PVNS）？类风湿关节炎（RA）？
（图5.1）。

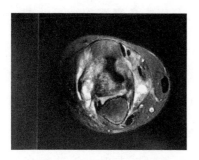
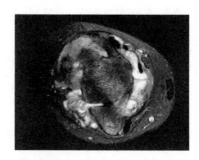

图 5.1　右踝关节 MRI

经我科会诊后分析患者无家族史，单关节受累，结合磁共振检查，建议滑膜活检进一步明确。滑膜活检病理回报为：镜下见纤维组织增生，淋巴细胞及浆细胞浸润（图5.2）。结论：滑膜组织慢性炎症。结合术中所见及病理回报，最终诊断类风湿关节炎可能性大，给予甲氨蝶呤15mg每周1次口服，硫酸羟氯喹0.2g日2次口服，治疗1个月后患者关节肿痛症状有缓解，CRP正常，2个月后随访，症状明显缓解，至今无明显关节肿痛。

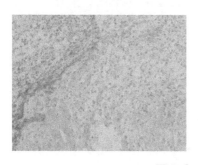
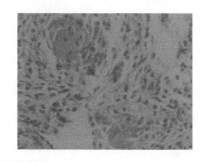

图 5.2　滑膜活检

病例分析

类风湿关节炎（rheumatoid arthritis，RA）的诊断标准，目前我们常用 1987 年 ACR 诊断标准及 2009 年 ACR 提出的评分标准。对称性小关节受累的 RA 诊断起来并不困难，但对于单关节受累的 RA 诊断需要谨慎鉴别，需要鉴别的疾病中色素沉着绒毛结节性滑膜炎比较少见。

色素沉着绒毛结节性滑膜炎（pigmented villonodular synovitis, PVNS）是病因未明、起病隐匿的良性增殖性滑膜疾病，以滑膜绒毛结节状增生肥厚并伴大量含铁血黄素沉积为主要病理改变，通常为单关节发病，以膝关节最常见。患者起初表现为关节静息性疼痛，活动后加剧，关节僵硬，但多无明显全身症状。PVNS 的诊断主要依靠病理学检查、术中观察及先进的影像学检查手段相结合。McCarthy 等认为滑膜组织病理是诊断 PVNS 的金标准。影像学超声及 MRI 等，尤其是 MRI 在病程早期具有独特的诊断意义。病理镜下观察可见到大量单核细胞，多核巨细胞及吞噬了含铁血黄素颗粒的巨噬细胞及泡沫细胞。特征性的病理改变是因为单核基质细胞浸润所产生的绒毛样滑膜结构，并因含铁血黄素颗粒的存在表现为棕褐色，随病情进展，最终这些结构将会逐渐纤维化。治疗上则是结节性首选手术切除，复发率低，绒毛性手术切除后需放射治疗。

单关节受累的 RA 和 PVNS 很难鉴别，抗 CCP 抗体的灵敏度及特异性分别为 82%、96%，并非百分之百，特别此例患者的超声及 MRI 描述均为可疑 PVNS，给我们的诊断增加了难度，故建议行滑膜病理分析及结合术者镜下所见进一步诊断。而 RA 患者病理改变为滑膜的水肿、纤维蛋白沉积及滑膜衬里细胞的增生和肥大，淋巴细胞迁移至滑膜，形成以血管为中心的灶性浸润，周围可有吞噬细胞。可见血管翳，为血管增生和炎性细胞浸润的肉芽组织。RA 的治疗则是应用慢作用抗风湿药、激素及生物制剂。

笔记

病例点评

1. 该患者为青年女性，以单关节发病，除抗 CCP 抗体阳性外，余免疫指标未见明显异常，按照 RA 诊断标准依据是不足的，结合影像学回报确实很难鉴别。

2. 两种疾病治疗方法不同，为明确诊断，减少误诊率及药物的损伤，病理活检是必须的，这就需要具有一定水平的外科医师在手术中的观察，还需要专业病理科医师的鉴别。

3. 病理回报为滑膜组织炎症，并不符合 PVNS 的表现，基本可排除 PVNS，故考虑类风湿关节炎可能性大，按照单关节受累，可予甲氨蝶呤联合硫酸羟氯喹治疗，该患者反应较好，CRP 恢复正常，关节肿痛缓解，最终从治疗上再次肯定了我们的诊断。

（田百玲）

006
类风湿关节炎继发纤维肌痛
综合征一例

病历摘要

患者，女性，50岁，以"多关节肿痛10余年"为主诉入院。

10余年前无明显诱因出现多关节肿痛，先后累及腕、掌指、胸锁、踝、膝等关节。伴有清晨多关节僵硬感，每日持续约70分钟，活动后可略好转。四肢酸痛、乏力明显。以上症状阴雨时可加重。无眼炎、口腔溃疡、皮疹、发热等。曾自服外购药物治疗（具体不详），效果不明显。半年前于我科就诊，化验C反应蛋白（多次查最高达68.2mg/L）升高、血沉加快（最高77.5mm/h），类风湿因子阳性、抗CCP抗体阳性等。确诊为"类风湿关节炎"，先后予非甾体抗炎药物、小剂量糖皮质激素、来氟米特、雷公藤多苷、硫酸羟氯喹等治疗。后多次复查炎性指标基本正常，关节肿胀较前明显

笔记

缓解，但自觉全身疼痛及僵硬感（仅晨僵时间从每日70分钟减至约40分钟）改善不理想，颈部、肩部、膝部疼痛更为明显。改为益赛普25mg，每周2次皮下注射，联合甲氨蝶呤5mg，每周1次口服（后逐渐加至10mg，每周1次口服），自觉疼痛及僵硬感改善仍不明显。为求进一步诊治入我科住院。病来无眼干、口干、皮疹、口腔溃疡、光过敏等，食欲差、睡眠差，每晚睡3～4小时，晨起头昏沉、不清醒。小便基本正常，便秘及规律排大便交替，体重近1年下降5kg。既往史、个人史无特殊。家族无遗传病史。

查体：表情痛苦，全身浅表淋巴结未触及，四肢关节未见明确肿胀，但双手多掌指关节、多近端指间关节、肩关节、膝关节压痛阳性，各关节表面触诊无发热，主动活动无明显受限。疼痛VAS评估7.5cm/10cm。余无异常。

辅助检查：血常规、尿常规、血生化等大致正常。血沉23.5mm/h，CRP 3.5mg/L，CCP（＋），RF 54.1IU/ml。ANA、ENA谱、ANCA等化验无明显异常。肿瘤系列化验无异常。双手DR正位：双手骨质疏松。双膝DR：髁间嵴变尖，考虑为双膝关节退行性变。颈部MRI：颈椎退行性变，颈5～6椎间盘略膨出。骨密度：腰椎骨量减少，髋关节骨量正常。腰椎DR无明确异常。肺CT、全腹增强CT、乳腺超声无异常。

诊治经过：诊断：①类风湿关节炎；②骨关节炎；③颈椎病；④腰椎骨量减少。除继续应用益赛普方案外，加用安必丁50mg，日2次口服，维固力0.5g，日3次口服，治疗骨关节炎。请骨科、康复科、中医科会诊，予适当颈部功能锻炼及针灸等，颈部、双膝症状一度好转，但治疗期间再次自觉僵硬感、疼痛加重。

追问病史：患者3年前曾因个人生活原因出现情绪变化，此后常自觉易冷、怕风。家人述说话较前明显减少，情绪差。追加查

笔记

体：双侧枕部枕下肌肉附着点、双侧斜方肌上缘中点、双侧下颈部C5～C7颈椎横突间隙前、双侧冈上肌起点肩胛上近中线处、双侧第2肋与第2肋软骨连接处、双侧大转子粗隆后方、双侧膝部中间脂肪垫关节皱褶处共7对14处均有压痛。至心理门诊就诊，完善相关量表后诊断为"睡眠障碍，重度焦虑"。WPI（widespread pain index，广泛疼痛指数）评分11分，症状严重程度量表（symptom severity scale，SSS）评分7分。补充诊断：继发性纤维肌痛综合征（fibromyalgia syndrome，FMS）。予度洛西汀40mg/日晨起顿服，1周后加至60mg/日晨起顿服，并予艾司唑仑1mg睡前口服治疗睡眠障碍，辅以针灸、理疗等。并积极心理干预，开导患者情绪，建议其积极放松心情，多从事旅游等活动。同时继续应用益赛普及甲氨蝶呤治疗类风湿关节炎。患者服药1周后疼痛即明显好转，夜间睡眠增加至7小时左右，乏力症状减轻，疼痛症状亦有明显好转（疼痛VAS评估3cm/10cm）。出院后建议患者门诊继续随访治疗RA和继发性FMS，但现已失访。

病例分析

该患者多关节区对称性肿胀、疼痛，多关节压痛阳性，每日晨僵时间长，化验RF及CCP阳性，血沉及C反应蛋白增高，手X线检查提示双手骨质疏松，考虑类风湿关节炎诊断明确。诊治过程中应用非甾体抗炎药物乃至TNF-α抑制剂症状改善不明显。应考虑：①是否存在类风湿治疗不充分或对于药物反应差情况？患者关节肿胀消退、化验C反应蛋白、血沉基本正常，考虑与现疼痛、僵硬症状改善不平行；②合并其他病因所致关节痛？患者虽髋关节骨密度提示骨量减少、双手DR提示骨质疏松，但腰椎DR无明确骨质疏松改变，且类风湿关节炎原发病可解释双手骨质疏松改变。该患者疼痛、肢体僵硬程度亦无法用骨密度降低现状解释；现有血液、影像学等辅助检查不支持恶性疾病、其他风湿性疾病及代谢性疾病所致肢体、关节疼痛等。通过追问病史得知患者可能存在精神、心理异常，进一步经心理会诊等明确该患者心理异常为睡眠障碍、重度焦虑，且符合最新纤维肌痛诊断标准，诊断成立。

纤维肌痛综合征是一种常见的非关节性风湿病。报道称该病门诊量占美国风湿病门诊量的 10%～20%，在普通人群中患病率可达 2.0%～6.4%，在风湿免疫性疾病中仅次于骨关节炎。现有研究认为，该疾病的发病可能为遗传、痛感异常、睡眠障碍、神经激素紊乱、自主神经功能异常及免疫系统改变等因素共同作用结果。临床表现为骨骼肌肉系统多处疼痛与僵硬。纤维肌痛综合征可继发于外伤、各种风湿病，如骨性关节炎，类风湿性关节炎及各种非风湿病（如甲状腺功能低下、恶性肿瘤）等。原诊断多依据 1990 年诊断标准。该标准强调全身"压痛点"的数量，而忽视其他功能性症状在诊断中的权重，从而导致了纤维肌痛综合征的低诊断率。现诊断多依据 2010 年及 2016 年修订版 ACR 纤维肌痛综合征诊断标准。2016 年诊断标准具体为：

（1）弥漫性全身疼痛，至少累及左右、上下肢及躯干至少有 4 个区域。

（2）症状至少持续 3 个月以上。

（3）WPI 至少为 7 分，且 SSS 评分至少为 5 分；或 WPI 4～6 分，且 SSS 评分至少为 9 分。

（4）无需排除其他引起肢体疼痛的诊断。

满足上述 4 条可诊断纤维肌痛综合征。该患者符合以上 4 条，

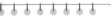

诊断该疾病明确。

目前认为，中枢性疼痛综合征是一组以疼痛处理异常为特征的疾病。主要包括 FMS、慢性疲劳综合征、肠易激综合征、颞颌关节病、多化学物过敏和偏头痛。临床上，上述各种疾病症状可同时出现在一个患者身上，给诊断和治疗造成困难。如患者存在其他疾病不能解释的躯体弥漫疼痛、睡眠障碍、基本生活节律改变等，应高度怀疑 FMS 可能。

纤维肌痛综合征的药物治疗以抗抑郁药为主，盐酸度洛西汀及三环类抗抑郁药阿米替林等均能有效地控制纤维肌痛综合征患者的多种症状。普瑞巴林是抑制性神经递质 γ - 氨基丁酸的类似物，能减少谷氨酸、去甲肾上腺素、P 物质的释放，能有效地减轻纤维肌痛患者的疼痛强度。在非药物治疗方面，国外的多项指南推荐采用体育锻炼、睡眠保健、认知行为疗法等综合疗法。国内尚未制定类似的综合诊治指南，临床医生可根据自己的经验有选择地采用多种合适的调查问卷量表和评定工具进行疾病治疗进程的监控。国内亦多有报道中草药、针灸对于病情改善有一定作用。

病例点评

本例类风湿关节炎诊断明确，但各种常规治疗病情缓解不佳，且临床症状、查体及客观检查均提示存在心理因素对躯体症状的影响，经相关治疗后症状缓解，解除了患者的病痛。提示临床工作中应积极思考、寻找病因，尤其是少见病例的分析更应如此。

心理、社会因素在风湿免疫性疾病的发病、发展中起着非常重要的作用。近年来二者的联系逐渐得到重视。负性情绪、心理障碍可以使器质性风湿病病情改善缓慢，也可以诱发相关的功能性风湿病症状或疾病，从而使风湿免疫性疾病的临床表现及治疗复杂化。更期待风湿科医生和心身医学科医生加强合作，共同促进风湿病学和心身医学学科的深入融合，使就诊于风湿免疫科具有心身疾病的患者得到正确的综合诊断和全方位的治疗，使疾病的诊治进入良性循环，减轻患者的痛苦及疾病对家庭和社会的负担。

参考文献

1. Wolfe F, Clauw D J, Fitzcharles M A, et al. The American College of Rheumatology preliminary diagnostic criteria for fibromyalgia and measurement of symptom severity. Arthritis Care Res (Hoboken), 2010, 62 (5): 600 – 610.

2. Wolfe F, Clauw D J, Fitzcharles M A, et al. 2016 Revisions to the 2010/2011 fibromyalgia diagnostic criteria. Semin Arthritis Rheum, 2016, 46 (3): 319 – 329.

3. 张颖，梁东风，黄烽. 重视风湿病患者的心身医学研究. 中华内科杂志，2017，56 (3): 163 – 166.

（李裔烁）

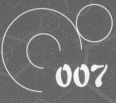

007
干燥综合征合并 PBC - AIH
重叠综合征及肺动脉
高压一例

病历摘要

患者，女性，48 岁，以"发现肝功异常 3 年半，活动后气短 2 月余"为主诉入院。

3 年半前患者体检发现 ALT 183U/L，AST 183U/L，伴皮肤瘙痒，无皮肤黄染，无恶心、呕吐等其他不适，就诊于某医院完善肝脏 MRI 提示弥漫性肝损伤，行肝穿刺（图 7.1）并完善唾液腺 ECT 等检查后诊断为原发性干燥综合征，原发性胆汁性胆管炎 - 自身免疫性肝炎重叠综合征。给予美卓乐 16mg 日 1 次口服，同时应用硫唑嘌呤、优思弗、白芍等治疗，肝功能恢复正常，后激素逐渐减量并自行停药（2016 年 1 月）。2018 年 3 月无明显诱因出现活动后气短，严重时最多步行 200 米左右，伴双下肢及颜面部水肿、口干、眼干较前加重，于某医院住院治疗，完善相关检查后诊断为结缔组织病、肺动脉高压（重度）。给予美卓乐16mg日1次口服，每2周减1/4片，以及羟氯喹、硫唑嘌呤、优思弗、波生坦等治疗，活动后呼吸困难较前缓解。现患者为进一步明确诊断入我科。

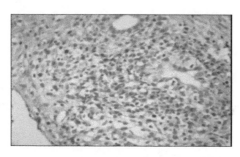

图7.1　肝脏病理

患者双手遇冷变白变紫20余年，伴光过敏，无关节肿痛，无脱发，常年便秘，小便正常。病来体重无明显变化。

体格检查： 周身无皮疹，口腔无溃疡，颈静脉充盈，双肺听诊未闻及明确干湿性啰音，心脏听诊 P_2 亢进；双下肢浮肿，各关节无肿胀，四肢肌肉无握痛。

辅助检查：（2018年3月28日）尿常规：PRO（＋）；肝功：ALT 198U/L，AST 215U/L，GGT 100U/L，ALP 122.3U/L；BNP 1015pg/ml；ANA（＋），抗SSA/Ro-52（＋＋＋）、抗SSA/Ro-60（＋＋＋）；（2018-5）血常规：PLT 102×10^9/L；BNP 442pg/ml；RF 16.60IU/ml；C_4 0.09g/L；抗线粒体抗体测定AMA-IIF（＋）；抗可溶性肝抗原/肝胰抗原抗体SLA/LP（WB）（＋＋＋）；ANA 1：100，颗粒型；抗SSA（3＋）；抗Ro-52（3＋）；血气分析：$PaCO_2$ 28.60mmHg，PaO_2 93.10mmHg，血氧饱和度97.40%。（2015年1月9日）肝脏穿刺病理（图7.1）镜下所见：肝小叶结构尚可，可见5个汇管区。肝细胞轻度水样变性，较多点灶坏死，肝窦

扩张瘀血。汇管区较多淋巴、浆细胞浸润，轻－中度界面炎症。部分可见叶间胆管，上皮变性萎缩增生，有伪足伸出。病理诊断：考虑原发性胆汁性胆管炎－自身免疫性肝炎重叠综合征。（2015 年 2月）唾液腺 ECT 诊断：双侧腮腺、颌下腺摄取及排泌功能受损。心脏超声提示：PASP 94mmHg，右室内径 29mm，右房 50mm×44mm，TAPES 15mm。诊断：肺动脉高压（重度）；下腔静脉增宽伴体静脉回流障碍。肺动脉 CTA：肺动脉主干扩张，肺动脉及双肺动脉大分支未见肺动脉栓塞征象。2014 年 12 月与 2018 年 3 月肺动脉对比如图 7.2、图 7.3 所示。

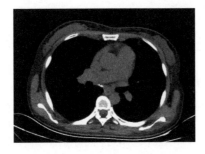
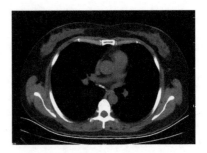
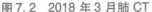

图 7.2　2018 年 3 月肺 CT　　　图 7.3　2014 年 12 月肺 CT

右心导管试验：（2018 年 3 月 7 日）沿导丝将右心导管送至肺动脉主干处，测量压力 84/36mmHg，测量右心室压力 96/12mmHg，测量右心房压力 15/8mmHg，急性肺血管扩张试验阴性。

诊治经过：患者入院后完善眼科检查：滤纸试验 5s，泪膜破裂时间 5s，角膜荧光染色阳性。唾液腺动态显像双侧腮腺、颌下腺显影不良，摄取功能重度受损，唾液腺自主排泌功能降低。唇腺病理诊断：唇腺小体结构存在，无明显腺体萎缩，可见导管扩张，灶性指数 1，CM 分级 2 度。肺通气灌注扫描未见异常。依据 2002 年 ACR 干燥综合征国际分类标准，患者诊断明确为干燥综合征、原发性胆汁性肝硬化－自身免疫性肝炎重叠综合征（PBC－AIH 重叠综合征)、肺动脉高压。给予口服美卓乐32mg日1次、骁悉0.5g日3次、优思弗0.25g日3次、波生坦125mg日2次,地高辛0.125mg日1次、速尿40日1次,华法林2.5mg日1次等治疗。患者症状好转出院。

病例分析

本例患者临床特点:首先体检肝功异常,且以肝酶升高为主,肝脏病理既有肝细胞桥接坏死的自身免疫性肝炎表现,又有汇管区淋巴细胞浸润的原发性胆汁性胆管炎的表现,诊断为原发性胆汁性胆管炎-自身免疫性肝炎重叠综合征,同时完善唾液腺ECT等检查后诊断为原发性干燥综合征继发重叠综合征,经激素、硫唑嘌呤及优思弗治疗后病情缓解;但是随着激素的减停,病情复发,并且出现肺血管受累,以活动后气短为主要表现的肺动脉高压,行心脏超声估测肺动脉压94mmH$_2$O,右心导管证实肺动脉高压,通过肺动脉CTA及肺通气灌注扫描排除肺栓塞所致肺高压,通过肺HRCT排除间质性肺病导致的肺高压。

本例患者有以下几方面特殊性:第一,原发性干燥综合征(pSS)合并PBC-AIH重叠综合征。干燥综合征造成肝脏损伤的机制正如它对泪腺、唇腺、腮腺、肾小管柱状上皮细胞的损伤一样是由于淋巴细胞和浆细胞对肝汇管区的浸润,引起体液免疫和细胞免疫异常,释放各种炎性介质造成组织炎症和破坏,提示pSS与PBC有密切关系。而PBC患者更是近半数有干燥综合征,也有报道约1/4 pSS会有轻度自身免疫性肝炎的证据,其中7%~33%的患者可发现抗平滑肌抗体,7%~13%的患者可发现抗线粒体抗体,有学者认为pSS合并PBC属于自身免疫性上皮炎的一种类型。但本例患者为

pSS 合并 PBC - AIH 重叠综合征则较为特殊。针对本例患者肝功异常，治疗可同时应用激素和优思弗治疗。激素在自身免疫性肝炎中的疗效确切，优思弗是美国 FDA 唯一批准用于 PBC 的药物，可通过减少小胆管的损伤及凋亡，发挥抗氧化作用，防止胆管细胞的氧化损伤，两者联合应用患者病情缓解。第二，患者以 PAH 为主要表现的 pSS 病情复发。pSS 患者肺脏受累多以间质性肺病为主要表现，而以肺血管受累为表现的 PAH 则是干燥综合征严重并发症之一，1 年生存率为 73%，3 年生存率为 66%，预后较差。右心导管试验不仅是确诊 PAH 的金标准，也是指导和制定科学治疗方案必不可少的手段。pSS 相关 PAH 在确诊时仍需注意与如由左心疾病、肺栓塞、间质性肺病等其他原因导致的 PAH 相鉴别。明确诊断后应对患者进行 PAH 预后的评估，预后不良的因素包括心功能Ⅲ级或Ⅳ级、6min 步行距离缩短、BNP 或 NT - proBNP 升高、心包积液、右心室或右心房增大、三尖瓣环收缩期位移、TAPSE < 20mm 等。患者在诊断后评估心功能Ⅲ级、BNP 升高、右房右室增大、TAPSE 15mm 说明 PAH 预后不佳，因此我们积极治疗原发病，给予激素和吗替麦考酚酯，给予波生坦靶向降肺动脉压、并加强一般治疗，给予强心利尿和抗凝治疗以延缓病情进展和恶化。

⊞ 病例点评

尽管口干、眼干是干燥综合征患者的主要表现，但是干燥综合征确诊的首发症状多种多样，以肝功能酶学指标异常升高为首发表现的临床多见，大多数患者表现为原发性胆汁性胆管炎，该患者病理提示重叠综合征（自身免疫性肝炎 - 原发性胆汁性胆管炎）实为少见，值得我们临床医师总结相关临床资料；另外，干燥综合征病情进展缓慢，但是该患者确诊干燥综合征3年就出现了重度肺动脉高压，并且存在心功能Ⅲ级、BNP升高、右房右室增大、TAPSE 15mm等预后不良因素，肺动脉高压是干燥综合征的严重并发症，症状隐匿，一旦确诊均提示晚期，因此早期筛查、早期诊断、早期治疗是防止PAH进展致不可逆阶段的关键因素。我们临床医师要对存在雷诺现象、心包积液、抗U1RNP阳性等肺动脉高压易患因素的患者定期做心脏超声，监测肺动脉压，以及早发现并诊断PAH。该患者一直存在雷诺现象，并没有每年进行心脏超声筛查肺动脉高压，错过了早期诊断时机，值得我们深思。

（李智腾　张　榕）

笔记

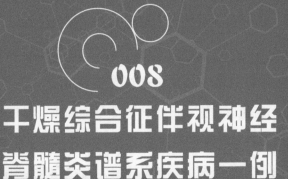

008
干燥综合征伴视神经
脊髓炎谱系疾病一例

病历摘要

患者，女性，27 岁，以"右眼疼痛伴视力下降 1 个月"为主诉入院。

患者于 2015 年 6 月无明显诱因出现右眼疼痛伴视物模糊，后就诊于"北京同仁医院"，完善眼科相关检查及外周血水通道蛋白抗体（AQP-4）阳性，诊断为视神经炎，予甲强龙 1g 冲击 3 天，逐渐减量至美卓乐 32mg 口服。近来患者偶有口干、眼干，无口腔溃疡、猖獗齿、关节肿痛等症状。于门诊完善风湿抗体系列：抗核抗体（ANA）（1∶80++），抗 SSA 抗体（3+），抗 Ro-52 抗体（3+），疑诊结缔组织病。现为求进一步明确诊治，于我科住院治疗。

辅助检查：唾液腺 ECT（2015 年 12 月 12 日）：双侧腮腺、颌下腺摄取功能、酸刺激后排泌功能未见异常。唾液腺自主排泌功能降低。眼科相关检查：泪液分泌试验：右眼 4mm/5min，角膜染色未见异常，泪膜破裂时间未见异常，眼科诊断为右眼干眼症。头 MRI＋DWI：未见明显异常。外周血水通道蛋白抗体（AQP－4）阳性。风湿抗体系列：ANA 1∶40；SSA（3＋）；Ro－52（2＋）；补体：C_3 0.77g/L；IgG 10.1g/L；血清蛋白电泳：β 球蛋白 15.8%；类风湿因子正常，抗心磷脂抗体阴性，血常规、尿常规、肝肾功、离子等正常。

诊断：结缔组织病，干燥综合征可能性大；视神经炎（视神经脊髓炎谱系疾病）。

治疗：甲强龙 80mg 日 1 次静点 7 天，40mg 日 1 次静点 3 天，异环磷酰胺每月 1.0g 冲击，后续美卓乐 40mg 口服逐渐减量。

随访：患者美卓乐减量至 6mg，异环磷酰胺累计 5g 时出现双下肢麻木，行走困难。完善肌电图：①左腓肠肌神经源性损伤；②左右胫神经运动神经传导速度正常，诱发电位波幅降低，左右腓总神经运动神经传导速度正常；③左右腓肠神经、左右胫神经、右腓浅神经感觉神经传导速度正常。考虑为干燥综合征周围神经病变。予甲强龙 120mg 日 1 次静点 6 天，后逐渐减量为美卓乐 40mg 口服，异环磷酰胺 1g 冲击治疗。患者下肢麻木较前好转后出院。

🔬 病例分析

干燥综合征是一种累及泪腺、唾液腺等外分泌腺体的自身免疫性结缔组织病，以口干、眼干为主要临床表现，也可有腺体外多系统病变表现，如血液系统、呼吸系统、神经系统等。其中神经系统病变可累及外周神经系统及中枢神经系统。表现为周围神经病变、大脑局灶性病变、亚急性或急性脑病、无菌性脑膜炎、急性横贯性脊髓炎等。

视神经脊髓炎（NMO）是一种主要累及视神经和脊髓的炎性脱髓鞘疾病。临床上以视神经和脊髓同时或相继受累为主要特征，呈进行性或缓解与复发病程。临床上，伴有 AQP-4 抗体阳性的复发性视神经炎、复发性纵向延伸性脊髓炎具有与 NMO 相似的发病机制和临床特征，部分病例最终可演变成 NMO。因此，将上述疾病统一命名为视神经脊髓炎谱系疾病（NMOSD）。其中视神经损伤多表现为视神经炎或球后视神经炎、双眼同时或先后受累，开始时视力下降伴眼球胀痛，急性起病患者受累眼几小时或几天内部分或完全视力丧失，视野改变主要表现为中心暗点及视野向心性缩小，也可出现偏盲或象限盲，部分病例治疗效果不佳，残余视力 <0.1。NMOSD 为高复发、高致残性疾病，90% 的患者在 3 年内复发，多数患者遗留严重的视力障碍。该病好发于女性，常与干燥综合征合并存在。水通道蛋白抗体为 NMOSD 的特异性抗体，有大量研究证实 AQP-4 抗体滴度可反映疾病活动性和治疗有效性。急性期治疗可选择糖皮质激素，常用甲泼尼龙 1000mg 冲击，激素减量需缓慢，甚至需要长期小剂量维持。也可加用免疫抑制剂，如环磷酰胺、硫唑嘌呤等，以预防和减少复发。

干燥综合征伴发视神经脊髓炎谱系疾病的机制尚不清楚，可能为干燥综合征患者的自身抗体或炎症因子通过血管炎机制破坏血脑屏障，从而使 AQP-4 抗体攻击神经结构，导致视神经脊髓炎谱系疾病的发生。有研究显示，伴有神经系统损伤的干燥综合征患者 AQP-4 抗体阳性率可达 31.8%，其中 AQP-4 抗体阳性者，对激素的治疗可能较敏感。

干燥综合征合并周围神经病的症状多样，最常见的症状为肢体麻木、疼痛等，主要累及正中神经、腓神经、腓肠肌神经等，近一半的患者发病初期即可出现周围神经病。若出现肢体麻木等症状，应及时完善肌电图等相关检查，予糖皮质激素及免疫抑制剂治疗。

该患者首发症状为视物模糊，AQP-4抗体阳性，诊断为视神经脊髓炎谱系疾病，且存在抗SSA抗体、Ro-52抗体阳性，干眼症及唾液腺自主排泌功能减低，考虑干燥综合征可能性大。经过积极的激素冲击及免疫抑制剂治疗，后续随访过程中出现双下肢麻木等干燥综合征周围神经受累表现。

病例点评

该患者以视物模糊为首发症状，AQP-4抗体阳性，诊断视神经炎（视神经脊髓炎谱系疾病）后应及时应用大剂量甲强龙冲击治疗，并加用免疫抑制剂以预防视神经脊髓炎的反复发作；在诊治过程中应注意完善免疫学相关检查，以明确患者是否合并自身免疫性疾病。AQP-4抗体阳性及合并自身免疫病被认为是视神经脊髓炎复发的高危因素。因此，干燥综合征合并视神经脊髓炎的患者急性期主张大剂量糖皮质激素冲击治疗，对于反应较差者，可予血浆置换或联合丙种球蛋白治疗；缓解期应激素缓慢减量，加用免疫抑制剂如硫唑嘌呤、环孢素、吗替麦考酚酯等，预防疾病反复发作。对上述治疗不敏感的患者，可应用利妥昔单抗治疗。

参考文献

1. Kahlenberg J M. Neuromyelitis optica spectrum disorder as an initial presentation of primary Sjögren's syndrome. Semin Arthritis Rheum, 2011, 40（4）：343-348.

2. Kim S H, Kim W, Huh S Y, et al. Clinical efficacy of plasmapheresis in patients

with neuromyelitis optica spectrum disorder and effects on circulating anti – aquaporin – 4 antibody levels. J Clin Neurol，2013，9（1）：36 – 42.

3. Estiasari R，Matsushita T，Masaki K，et al. Comparison of clinical，immunological and neuroimaging features between anti – aquaporin – 4 antibody – positive and antibody – negative Sjogren's syndrome patients with central nervous system manifestations. Mult Scler，2012，18（6）：807 – 816.

（罗小萌）

009
皮肌炎伴胸膜弥漫钙化一例

病历摘要

患者，女性，60岁，以"患皮肌炎17年，胸痛、气短半年，加重1月余"为主诉入院。

患者2000年于日光照射后额部出现紫红斑，皮疹表面无鳞屑、无瘙痒，之后扩散至双侧颧部、脸颊及眼睑，伴四肢无力，于外院按"多形性日光疹"脱敏治疗无好转。后出现双手指散在扁平紫红色皮疹，于我院皮肤科化验CK正常，LDH升高，肌电图提示肌源性损伤，诊断为"皮肌炎"，予氢化可的松0.2g qd ivgtt，症状好转，后改为强的松10mg tid po，未应用免疫抑制剂，强的松遵医嘱减到5mg/日维持7年，2011年改为美卓乐4mg/日口服延续至今。半年前无明显诱因出现右侧胸痛伴有气短，疼痛为持续性，活动后胸痛及气短加重。2017 年 12 月 12 日患者就诊于当地医院，肺 CT：双侧胸膜、叶间胸膜、心包广泛钙化，双侧胸腔积液，主动脉粥样硬化。2017 年 12 月 15 日于我院门诊，血细胞分析：WBC $10.05 \times 10^9/L$，NE $8.54 \times 10^9/L$，HGB 156g/L，PLT $286 \times 10^9/L$，CRP 6.50mg/L，肿瘤系列阴性。胸部超声提示：双侧胸腔积液，内不清晰，充满密集点状回声。患者为求进一步治疗入我科。患者目前无肌痛、乏力。病来有光过敏，睡眠差。糖尿病 9 年，目前二甲双胍 1 片日 3 次口服，未系统监测血糖；高血压 9 年，目前络活喜 1 片日 1 次口服，血压 (130～140)/(80～90) mmHg。

查体： 双手指、面部、头皮皮疹呈鲜红至暗红色，点片状，表面无鳞屑及搔抓痕。双肺背侧听诊呼吸音弱，未闻及干湿性啰音。四肢肌力正常。左腘窝上方、右髂前上棘可触及皮下质硬小结节。

诊治经过： 患者诊断皮肌炎明确，气短及胸痛考虑与双侧胸膜钙化相关。完善相关化验检查，血沉：24mm/h；血气分析：pH 7.398，PaO_2 76.1mmHg，$PaCO_2$ 39.6mmHg。IgM 0.36g/L，IgG、IgA 正常。血常规、尿常规、24 小时尿蛋白、肝功、肾功、心肌酶、血离子、凝血四项、D2、GLU、便常规、便潜血、风湿三项、补体、血清蛋白、风湿抗体系列、ANA3、CCP、BNP、结明试验、T-spot、HIV、梅毒未见异常。乳腺超声：双乳腺增生，右乳腺囊性增生结节可能性大 (BI-RADS3 类)。肝胆脾胰彩色多普勒超声：脂肪肝。经胸超声：左房略大，左室心肌向心运动不协调，主动脉瓣退行性变，静息状态下左室整体收缩功能正常低值。浅表肿物彩超：左腘窝上方、右髂前上棘脂肪钙化改变。胸水超声定位（床旁）：双侧可见无回声区，内不清晰，充满密集点状回声，内还可见肺叶随呼吸漂浮，右侧深度 7.5cm，左侧深度约 5.6cm。不宜定位。肺通气功能+弥散：中度限制性通气功能障碍，小气道功能正常，弥散功能中度减低。肺增强 CT：双肺可见索条影。双侧胸膜、纵隔胸膜、膈胸膜、叶间胸膜增厚伴多发钙化。强化后双肺未见确切异常强化（图9.1），回顾患者2010 年肺 CT 变化（图9.2）。并针对弥漫性胸膜钙化请相关科室会诊，意见如下：呼吸科及胸外科：肺部病变性质待定，不宜行胸腔镜检查，建议穿刺。胸科医院会诊意见：无明确活动性结核病灶（认为无肺内结核既往感染征象，胸膜钙化与结核无关）。内分泌科：建议完善 PTH、生长激素水平等化验，结果均正常。不支持甲状旁腺功能减退等导致异位钙化内分泌疾病诊断。最终胸膜穿刺活检提示：（胸膜）少许纤维及无结构变性钙化组织（图9.3）。胸外科再次会诊意见：不宜手术治疗。患者要求出院，嘱继续美卓乐4mg 日 1 次口服维持治疗。出院后患者未规律随访。半年后电话随访，胸闷、气短症状无加重。

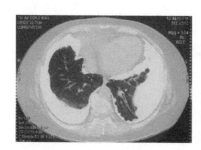 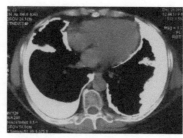

图 9.1　肺增强 CT 可见双侧胸膜、纵隔胸膜、
膈胸膜、叶间胸膜增厚伴多发钙化

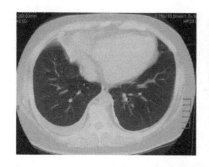 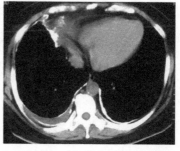

图 9.2　患者 2010 年 12 月肺 CT

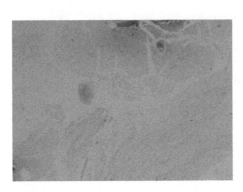

图9.3　胸膜穿刺物病理为少许纤维及无结构变性钙化组织

病例分析

皮肌炎（dermatomyositis，DM）是由免疫介导的，以横纹肌为主要的靶组织，可以累及多系统的自身免疫性弥漫性结缔组织病。可伴发肿瘤和其他结缔组织病。皮肌炎患病率为（0.5~8.4）/10万，成人男女之比为1∶2，发病高峰年龄在10~15岁和45~60岁两个时期。伴发恶性肿瘤者的平均年龄约为60岁，合并其他结缔组织病的患者平均年龄为35岁。关于DM的确切发病机制并不十分清楚，目前认为DM是由免疫介导的，在特定的遗传易感性背景下，由环境因素触发而发病。

DM的组织病理学改变主要表现为三方面：①肌肉炎症浸润为特征性表现。炎症细胞多为淋巴细胞、巨噬细胞和浆细胞；浸润位于间质、血管周围。②肌纤维变性、坏死、被吞噬。③肌细胞再生及胶原结缔组织增生。发生于肌束边缘的肌纤维直径变小的束周萎缩为DM特征性改变之一。DM的皮肤病理改变为表皮角化增厚、真皮血管增生、淋巴细胞浸润、真皮浅层水肿，后期表皮萎缩变薄、胶原纤维沉积等。直接免疫荧光检查在皮损处的真皮表皮交界处可见不连续的灶性免疫球蛋白和补体沉积。上述皮肤病理改变为非特异性。

　　DM 的主要临床表现包括肌肉病变、皮肤改变、肺部病变及心肌受累、消化道受累等。其中骨骼肌受累是本病的特征。该患起病时于日光照射后额部出现紫红斑，皮疹表面无鳞屑、无瘙痒，之后扩散至双侧颞部、脸颊及眼睑，伴四肢无力。后出现双手指散在扁平紫红色皮疹，于我院皮肤科化验 CK 正常，LDH 升高，肌电图提示肌源性损伤。虽未行肌肉病理检查，但符合皮肌炎诊断标准中四肢近端肌肉对称性无力、血清肌酶谱增高、肌电图有肌源性损伤、皮肤特征性皮疹（向阳性皮疹和 Gottron 征），临床诊断皮肌炎明确。

　　DM 引起的钙质沉着主要见于青少年，也偶见于成年患者。钙质沉积多见于摩擦或创伤部位，如肘部或膝部。有时可能在短期内出现大面积钙质沉着而导致局部溃疡。钙质沉着主要见于皮下组织，也可见于皮肤、筋膜或肌肉。皮肤钙化在幼年皮肌炎中较常见，一般认为它是对疾病急性期肌肉损伤的一种愈合过程。发病机制尚未清楚，可能由于变性的蛋白易于结合磷酸盐，而后者可以与钙离子起反应，形成磷酸钙沉淀。皮肌炎患者皮肤钙化结节的形成一般发生于起病后4个月至12年，平均2.5年。与皮肌炎有关的钙沉淀可分为5个亚型：①皮下可触及小而硬的斑块或结节；②X 线检查可见巨大的爆米花样钙盐团块沉积；③钙盐沉积于肌筋膜间，使受累肌肉的活动受限；④严重的营养不良性钙化；⑤混合性钙沉积。该患者有"左腘窝上方、右髂后上棘脂肪钙化改变""双侧盆腔背侧及右侧腹壁内软组织多发不规则形高密度影""右乳上象限不对称密度增高""（双侧髂后上棘附近）皮下软组织内高密度影"等多发皮下钙化改变。该患皮下钙化部位非 DM 皮下钙化常见部位，且在追问病史中，患者有臀部多次注射青霉素 V 钾病史，那么臀部及髂前、髂后上棘附近皮下钙化表现不除外与局部肌注后形成钙化有关。在乳腺部位，患者虽然没有创伤史，但可因退行性改变或乳腺炎而出现大的钙化。腘窝部位的皮下钙化较小，不除外与运动损伤继发钙化有关。故该患的多发皮下钙化究竟是否由 DM 导致尚有疑问。既往对 DM 引起的皮下钙化可见报道，但 DM 能否引起胸膜广泛钙化尚未见相关报道。

皮肌炎肺受累以肺间质病变常见（主要为非特异性间质性肺炎和弥漫性肺泡损伤），患者自 2010 年发现胸膜钙化，并无症状，至 2017 年出现胸痛、气短、弥漫性胸膜钙化，而未见肺内典型间质改变。追问病史，并结合本次住院辅助检查结果，未发现吸烟、感染、药物、石棉等物质吸入、宠物饲养等可能继发因素，推测该患胸膜弥漫性钙化可能继发于慢性胸膜渗出。

目前对皮肌炎的皮下钙化结节尚无肯定有效的治疗方法，在个案报道中，氢氧化铝、华法林、秋水仙素、双磷酸盐、丙磺舒和硫氮卓酮等药物对皮下钙化结节有效。患者双侧胸膜已形成广泛钙化，即便明确病因，仍缺乏针对钙化的特异性治疗。推测患者可能因胸膜弥漫性钙化范围及程度进一步加重，肺功能进一步恶化，活动耐力持续下降，最终出现呼吸衰竭。

病例点评

皮肌炎合并胸膜弥漫性钙化尚未见相关报道，该病例属罕见病例。由于治疗药物有限，患者预后将不乐观，可尝试应用双磷酸盐等药物治疗，注意随访。

（方　芳）

010

以急性无结石性胆囊炎起病的皮肌炎合并间质性肺炎一例

病历摘要

患者，女性，73岁，主诉"发热，伴右上腹痛、乏力2个月，加重1周"入院。

患者2个月前无诱因出现发热，38.0~38.5℃，无规律，无寒战，无咳嗽、咳痰，无胸痛、胸闷，无恶心、呕吐，无尿频、尿痛等，予头孢类抗生素治疗9天无明显好转，患者随后出现右上腹疼痛，伴乏力，疼痛为隐痛。于当地医院就诊，血常规：白细胞3.6×10^9/L，中性粒细胞比例72%，淋巴细胞比例11.1%，C反应蛋白19.2mg/L，降钙素原0.089ng/ml，行胸部CT（图10.1）示肺间质性炎症，腹部超声提示胆囊壁增厚，当地医院诊断胆囊炎不除外，收入消化内科住院治疗。入院检查：AST 1138U/L，ALT 407U/L，

笔记

碱性磷酸酶199U/L，γ-谷氨酰转移酶128U/L，乳酸脱氢酶900U/L，肌酸激酶140U/L，予十二指肠引流胆汁，引流物浑浊，有絮状物，胆汁培养先后培养出白色念珠菌、肺炎克雷伯菌、表皮葡萄球菌，当地医院根据引流药敏结果先后给予大扶康、头孢噻肟钠舒巴坦钠、头孢哌酮钠舒巴坦钠、乳酸环丙沙星、亚胺培南等抗感染治疗。抗感染治疗后患者症状无明显好转，仍反复发热，右上腹疼痛及乏力症状加重，并伴有明显呼吸困难，同时出现左下肢肌肉疼痛，无法自行下蹲、起身，一过性吞咽困难等症状。患者转入我院进一步诊治。

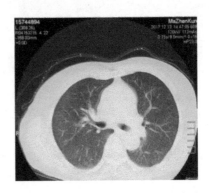

图 10.1   胸部 CT 示肺间质性炎症

既往史无特殊。

体格检查： 体温：38.2℃，心率：77 次/分，呼吸：16 次/分，血压：127/76mmHg。眼周、耳廓紫红色皮疹，颈部色素沉着，各关节无肿胀及压痛，双肺底帛裂音，腹软，肝区叩痛可疑阳性，墨菲氏征阳性，双下肢肌力 3 级，双下肢皮温正常，无浮肿。

诊治经过： 入院后查血常规：白细胞 5.73×10^9/L，血红蛋白 111g/L，血小板 159×10^9/L。肝功能：AST 1330U/L，ALT 233U/L，碱性磷酸酶 497U/L，γ-谷氨酰转移酶 1830U/L，乳酸脱氢酶 608U/L，肌酸激酶 74U/L。炎症指标：C 反应蛋白 35mg/L，血沉 48mm/h，降钙素原 0.089ng/ml，铁蛋白 2000ng/ml。T 细胞亚群：

笔记

$CD3^+$ 341/μl，$CD4^+$ 234/μl，$CD8^+$ 60/μl。肌炎抗体谱：抗 Mi-2 抗体阳性。ENA 抗体谱、AMA-SMA、抗 CCP 抗体、类风湿因子、抗中性粒细胞胞质抗体 ANCA、抗人球蛋白试验 Coombs、感染相关病原体检测均未见异常。PET-CT 及骨穿均未提示恶性病变。肌电图未见肌源性损伤。胸部 CT：双肺散在炎症及间质性改变，下叶显著（图 10.2）。腹部超声示：胆囊壁增厚，厚约 0.88cm，无胆结石性胆囊水肿（图 10.4）。下肢动静脉超声提示未见明显异常，右大腿 MRI 平扫：右大腿及臀部组织弥漫性长 T_2 信号。右大腿肌肉活检示：血管周围及肌束膜炎性细胞浸润，符合皮肌炎改变。通过实验室检查和对抗生素治疗反应，除外感染所致肺炎及胆囊炎，诊断患者皮肌炎（dermatomyositis，DM），间质性肺炎（interstitial lung disease，ILD），急性无结石性胆囊炎（acute acalculous cholecystitis，AAC）。给予甲基强的松龙 120mg 每日 1 次静脉滴注，环孢素 25mg 每日 2 次口服。后患者未再出现发热、气短、乏力，同时腹痛症状较前减轻，复查肝功：AST 231U/L，ALT 112U/L，碱性磷酸酶 144U/L，γ-谷氨酰转移酶 465U/L，乳酸脱氢酶 451U/L，肌酸激酶 37U/L。患者出院。出院医嘱：强的松 50mg 每日 1 次口服；环孢素 25mg 每日 2 次口服。出院 1 个月后复查肺 CT 较前好转（图 10.3）；腹部超声：胆囊壁局限增厚，厚度 0.42cm（图 10.5）。目前病情平稳随访中。

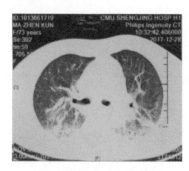

图 10.2 胸部 CT 示双肺散在
炎症及间质性改变

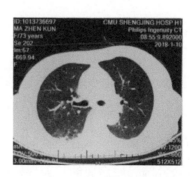

图 10.3 复查肺 CT 较前好转

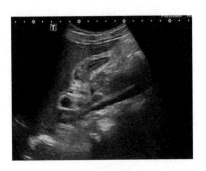
图 10.4　腹部超声示
胆囊壁增厚

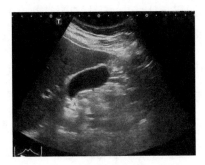
图 10.5　复查腹部超声示
胆囊壁局限增厚好转

病例分析

该患者以发热、腹部疼痛起病，后逐渐出现呼吸困难，由于呼吸系统及消化系统症状突出，限制了诊断思路，外院疑诊感染性肺炎及感染性胆囊炎，给予患者反复抗感染及十二指肠引流治疗，治疗过程中病情进一步加重。患者继而出现颜面部皮疹，肢体群带肌无力、吞咽困难，血清肌酶增高，Mi－2 抗体阳性，行肌肉 MRI 及肌肉活检后发现符合 DM 诊断。

DM 是常见的风湿免疫性疾病，以近端肌肉无力、肌痛及多系统受累为特点。皮肤改变包括向阳疹、Gottron 征和角质层病变。DM 也是常累及心脏，出现间质性肺病和胃穿孔的全身性疾病。一般症状包括发热、身体不适、体重减轻、关节痛和雷诺现象。除了典型的 Jo－1 抗体外，皮肌炎仍有很多特异性血清学标志，如抗 Mi－2 抗体，在 20% 的肌炎患者血清中能被检测到，它是急性发病的标志，预示预后良好。抗 SRP 抗体常出现于坏死性肌病中，并伴有心脏受累，预示着严重的不良预后。抗 MDA－5 抗体不仅是皮肌炎合并肺间质病变的特异性抗体，还是伴发急进型肺间质病变的血清学标记，抗体水平与肺间质病变的发生和病情严重程度高度正相

笔记

关，与皮肤溃疡、血管炎的发生高度正相关。DM 免疫病理机制为由抗体介导内皮细胞激活补体，补体活化和炎性细胞因子引起内皮肿胀、液泡化、毛细血管坏死、血管周围炎症、缺血和肌纤维破坏。DM 病理为继发性血管炎，常导致小血管炎症改变。组织病理学过程表现为急性动脉内膜病，伴有黏膜下层、肌层及浆膜层动静脉内膜增生，纤维蛋白血栓引起血管闭塞。慢性血管特征病变为中小血管狭窄或完全闭塞。

DM 最常累及的脏器是肺脏，高达 40%~60% DM 患者合并间质性肺炎（ILD）。ILD 是影响患者预后的重要合并症。继发于 DM 的 ILD 病程可分为急性、亚急性和慢性，慢性患者可出现急性加重。DM 所致 ILD 与特发性肺间质纤维化的病理改变有所不同，主要是血管炎改变。由于肺血管床丰富，免疫复合物易于沉着，故肺脏易发生变态反应和血管炎致 ILD。其肺脏组织病理分型可分为非特异性间质性肺炎（NSIP）、普通型间质性肺炎（UIP）、机化性肺炎（OP）、淋巴细胞性间质性肺炎（LIP）、脱屑型间质性肺炎（DIP）和弥漫性肺损伤（DAD）。NSIP 和 UIP 在结缔组织病相关的间质性肺病中占很大比例。NSIP 和 OP 激素治疗效果较其他类型好。

DM 累及消化系统的机制，一方面因病变累及消化道的骨骼肌及平滑肌，主要表现为吞咽困难、胃食管反流及消化道动力减弱。由于舌根活动受限，导致声音嘶哑，语言吐字不清，严重者说话困难。在吞咽动作时，喉部肌群动作不能协调，会厌不能及时盖住气管开口，导致吞咽时呛咳，进食困难。另一方面因病变累及消化道血管。从非特异性急性结肠炎合并血管扩张到血管病变引起的溃疡，甚至消化道穿孔均有报道。若初始临床表现为肠穿孔，在疾病过程中往往可致命。DM 合并血管炎最常见于幼年型皮肌炎。

本例患者腹部疼痛进展快，外院疑诊感染性胆囊炎，反复胆汁引流及消炎治疗无效，糖皮质激素治疗有效。通常大多数急性胆囊炎是由胆汁淤积和结石引起的。胆囊结石可引起胆囊壁损伤，炎症介质被释放，胆汁淤滞和感染进一步加重胆囊炎症。急性无结石性胆囊炎占所有急性胆囊炎的10%，发病机制尚不清楚，最常见的假设为胆汁淤积、败血症和胆囊壁缺血，主要靠胆囊超声诊断（胆囊壁增厚＞3.5mm，无结石）。Bando等报道一例AAC患者胆囊病理，示黏膜下静脉淋巴细胞浸润（图10.6），胆囊内肉芽肿形成（图10.7）。本例患者不存在胆囊结石，考虑胆囊由于DM的血管炎过程导致内皮损伤，且血管炎导致的胆道运动障碍进一步加重胆汁淤积。国内外文献报道，合并AAC的风湿性疾病还可以有系统性红斑狼疮、结节性多动脉炎、肉芽肿性血管炎、成人斯蒂尔病和儿童皮肌炎。同时，也有DM合并胃溃疡、肠壁溃疡和穿孔、罕见的急性胰腺炎的病例报道。因此DM患者持续存在或进展的腹痛需要立即进行调查，及早发现危及生命的并发症。

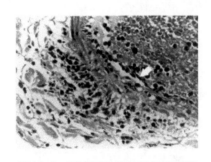

图10.6　黏膜下静脉淋巴细胞浸润

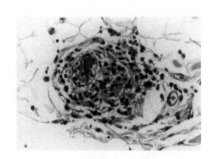

图10.7　胆囊内肉芽肿形成

由于AAC是胆囊穿孔的高危因素，报道10% AAC患者出现胆囊穿孔，延误诊治死亡率可高达75%，胆囊切除术被认为是一种安全有效的治疗方法。在过去几年中，很多文献报道了大剂量糖皮质激素单独或联合免疫抑制剂成功治疗自身免疫病合并 AAC。考虑到大剂量糖皮质激素在免疫抑制及对血管炎的抗感染作用，Shin 等建议，如果患者一般情况良好，并且没有胆囊炎其他危险因素或严重并发症，大剂量糖皮质激素可被视为第一线治疗。但必须对患者进行严格的监测，病情恶化情况下需要手术干预。

病例点评

1. 肺间质病变的难点——鉴别诊断困难：感染？非感染？还是二者兼有？需要根据病史、临床特征、实验室检查、影像学变化、对药物的反应、病理特征等，仔细比较、推敲，才能最大限度地提高诊治成功率。

2. ILD 在 DM 患者中的发生率及死亡率高，故对 DM 患者应常规行肺部 HRCT、肺功能、血气分析等检查，必要时行肺组织活检，以便早期确诊。皮肌炎相关抗体的检测有助于对诊断和预后的判断。

3. DM 患者胆囊疾病并不常见。尽管消化道血管病变在成人 DM 中较罕见，若 DM 患者出现消化道病变且进行性加重时，需考虑到可能为血管病变引起，应积极识别并予激素加免疫抑制剂治疗缓解病情。保守治疗结合密切随诊可以避免不必要的手术干预。

参考文献

1. Pulham N J, Cho M, Chan F. A 63 – year – old woman with muscle weakness and abdominal pain. Gastroenterology, 2016, 150（4）：e12 – e13.

2. Gitiaux C, De Antonio M, Aouizerate J, et al. Vasculopathy – related clinical and pathological features are associated with severe juvenile dermatomyositis. Rheumatology（Oxford）, 2016, 55（3）：470 – 479.

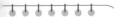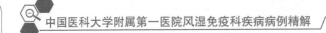

3. Otsuka Y, Inoue Y. So – called acute acalculous cholecystitis in macrophage activation syndrome. Intern Med, 2016, 55 (20): 3043 – 3046.

（刘　航）

011

混合性结缔组织病合并重度肺动脉高压一例

病历摘要

患者，女性，25岁，以"双手指肿胀7年，胸闷气短4个月，加重伴双下肢浮肿半个月"入院。

患者7年前无明显诱因出现双手手指肿胀，无关节疼痛，于当地医院检查，自诉类风湿因子增高，给予"白芍、激素"治疗，后肿胀消退。1年后因后背部疼痛再次于当地医院住院治疗，诊断为"系统性红斑狼疮"，给予"来氟米特、纷乐、激素"治疗。后长期口服激素和纷乐治疗（曾自行停药，具体不详）。4个月前患者活动后出现胸闷气短，休息时可缓解，偶有咳嗽咳痰，痰液性质为白色泡沫样痰，不伴咯血，未在意，半月前上述症状较前加重，出现双下肢浮肿，于我院急诊就诊，血清NT-ProBNP测定：8158.00pg/ml。

行心脏彩超示：室间隔向左移，右心大，左心室受挤压内径变小、容积减少。肺动脉高压，肺动脉瓣轻度反流，三尖瓣重度反流。心包少量积液。给予扩冠、营养心肌、利尿等对症治疗，患者症状有所好转。为求进一步治疗入我院呼吸科。患者病来无发热，无头痛、头晕，无恶心、呕吐等不适主诉。近期饮食及睡眠差，精神可，体力差，尿量 300ml/日，近期体重无明显变化。既往类风湿？否认高血压、冠心病、糖尿病病史。

查体：神志清楚，发育正常，营养中等，无贫血貌，浅表淋巴结未触及。周身皮肤黏膜无出血点及瘀斑，睑结膜无苍白，巩膜无黄染，齿龈无肿胀，胸骨无压痛，胸廓对称，双肺呼吸运动度一致，触觉语颤正常，叩诊清音，双肺呼吸音清，未闻及干湿性啰音，心浊音界扩大，心率 125 次/分，心律齐，肺动脉瓣第二听诊区心音亢进，腹软，无压痛，肝脾肋下未触及，移动性浊音阴性，脊柱生理性弯曲存在，双下肢浮肿。四肢活动正常，生理反射存在，病理反射未引出。

辅助检查（2018 年 2 月 19 日，我院急诊）：肺部 CT 平扫提示双肺淡片影，炎症？双肺轻度间质性改变，双肺陈旧性病变，左主支气管略变窄，心包积液，胸壁软组织肿胀。

诊治经过：患者因呼吸困难入呼吸科，结合既往病史初步诊断：肺动脉高压、结缔组织病不除外。入院后完善相关化验检查，肝、胆、脾、胰、膀胱、双肾、输尿管超声：肝内胆管结石或钙化，左肾囊肿，盆腔积液，脾周积液。2018 年 2 月 27 日肺动脉 CTA：肺动脉干及分支增粗，管腔内未见充盈缺损，请结合临床相关检查。双肺淡片影，随诊观察。双肺轻度间质性改变。纵隔及双腋下淋巴结肿大。心增大，心包积液，右侧胸腔积液。肺动脉均匀强化，肺动脉干及分支增粗，肺动脉主干、左右肺动脉、各叶肺动

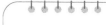

脉及分支内未见充盈缺损。双肺胸膜下呈磨玻璃密度改变，并可见小叶间隔略增厚；双肺散在磨玻璃密度淡片影；左主支气管略变扁；余各级支气管通畅，无扩张与狭窄。双侧肺门不大，纵隔居中，密度增高，其内见略肿大淋巴结。心脏大，心包内可见液性密度影。右侧胸腔可见液体密度影。胸壁软组织密度增高，双腋下可见肿大淋巴结。血沉：62mm/h，血常规：WBC 7.29×10^9/L，HGB 138g/L，PLT 113×10^9/L。尿常规：蛋白（1+），潜血阴性。肝功能：ALB 33.2g/L。肾功能：Cr 91mmol/L。心肌酶谱：CK 519U/L，LDH 469U/L。风湿抗体系列：ANA（+1:80），U1RNP（+）。补体正常。免疫球蛋白：IgG、IgA 正常，IgM 0.29g/L。CRP 7mg/L。T 细胞亚群：CD4$^+$ 105 个/μl，CD8$^+$ 277 个/μl，CD3$^+$ 393 个/μl。血气分析：pH 7.467，PaO$_2$ 62mmHg，PaCO$_2$ 19.4mmHg，SpO$_2$ 90.7%。肝炎八项、HIV、梅毒均阴性。ANCA（1）（2）阴性。ACL 阴性。β$_2$-GPI 正常。腹部超声提示肝内胆管结石或钙化，左肾囊肿，盆腔积液，脾周积液。予以吸氧，监测生命体征，扩冠、利尿、营养心肌等对症治疗，患者症状无好转，转入风湿免疫科进一步诊疗。

转入我科后追问病史，患者病来有雷诺现象，无光过敏，无反复口腔溃疡，无脱发，无皮疹，随访不规律，未曾应用环磷酰胺等免疫抑制剂，入院半年前自行停用激素及硫酸羟氯喹，停药一个月后自觉乏力，再次自行口服强的松 2 片/日。

患者一般状态极差，呼吸困难，尿量少，周身重度浮肿，强迫坐位，不能平卧，血压偏低，心率在 110～150 次/分波动，并反复出现晕厥，予复查心彩超，间接估测肺动脉收缩压约105mmHg。诊断意见：右心增大，肺高压（重度），三尖瓣反流（中-重度），左室容量减小，射血分数正常，心包积液（少量）。重新评估诊断和病情：混合性结缔组织病（MCTD），肺动脉高压（重度），心功能不全，心功能Ⅳ级。

治疗上针对混合性结缔组织病，予以足量激素及环磷酰胺治疗，针对肺动脉高压（重度）予靶向药物联合（波生坦＋西地那非＋曲前列尼尔）及利尿、抗凝、强心、升压、控制心率等治疗。患者症状逐渐改善，呼吸困难改善，尿量增多，达3000ml/日，周身浮肿消退，可平卧，至出院前，可下地如厕，复查BNP降至正常。出院前复查心脏超声（2018年3月26日），间接估测肺动脉收缩压约99mmHg，较前对比，右房及右室内径缩小，左房、左室容积增大。出院一个月后复查心脏超声（2018年5月7日），间接估测肺动脉收缩压约54mmHg，较前对比，右房及右室内径缩小，左房、左室容积增大（表11.1）。

表11.1　患者住院期间及随访经胸壁心脏超声检测值

	2018年3月5日	2018年3月26日	2018年5月7日
肺动脉压（mmHg）	105	99	54
三尖瓣反流速度（m/s）	4.7	4.7	3.5
右房内径（mm×mm）	51×50	50×46	45×34
右室内径（mm）	39	35	26
肺动脉内径（mm）	28	26	28
左室内径（mm）	28	31	40

病例分析

肺动脉高压（pulmonary arterial hypertension，PAH）是一类严重的心肺血管疾病，主要以进行性肺动脉压力升高进而导致右心衰竭为临床特点，临床上常常被忽视，病情进展快，预后差。PAH属于肺高压（pulmonary hypertension，PH）的第一大类。

正常人肺动脉收缩压为 18 ~ 25mmHg，肺动脉平均压为 12 ~ 16mmHg。确诊肺动脉高压需经右心导管证实：肺动脉平均压大于等于 25mmHg。肺动脉高压指同时满足肺动脉平均压大于等于 25mmHg，肺动脉楔压小于等于 15mmHg，肺血管阻力大于 3Wood 单位。根据肺动脉收缩压分为：轻度 30 ~ 40mmHg，中度 41 ~ 70mmHg，重度 > 70mmHg。

2013 年 2 月在法国尼斯召开的第五次世界肺动脉高压论坛上，公布了肺高压的最新分类：①动脉型肺动脉高压；②左心疾病相关性肺动脉高压；③肺疾病和（或）缺氧所致肺高压；④慢性血栓栓塞性肺动脉高压和其他肺动脉障碍；⑤原因不明和（或）多因素所致肺动脉高压。其中结缔组织病相关肺动脉高压属于第 1 类。几乎所有的风湿病均有合并肺动脉高压的报道。PAH 最多见于为系统性硬化症（SSc）、混合型结缔组织病（MCTD）和 SLE，较少见于类风湿关节炎（RA）、多发性肌炎（PM）、皮肌炎（DM）、SS。PAH 在 MCTD 和 SSc 中发病率最高，分别为 23% ~ 53% 和 12% ~ 40%；SLE 中为 4.3% ~ 5.8%。随着临床检测技术及方法的改进，肺动脉高压检出率有升高趋势。

虽然 PAH 在结缔组织病（CTD）中的患病率并不高，甚至被称为罕见的脏器损伤，但 PAH 却是导致 CTD 患者死亡的重要原因之一。PAH - CTD 发病机制尚不十分清楚。大部分原因不明，与原发性肺动脉高压的发生相似，表现为肺血管床的进行性闭塞，血管内皮损伤、肺血管痉挛。可能有免疫机制参与，可能原因主要有肺间质病变、血栓栓塞或原位血栓、心脏病变。

目前 PAH 的靶向治疗分别针对一氧化氮途径、前列环素途径及内皮素途径。后两者均可治疗第 1 类 PH。其中针对内皮素途径

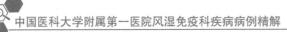

的药物为口服制剂，临床上相对常用，包括波生坦、安立生坦。针对前列环素途径的药物为皮下或静脉给药，临床上使用的有依前列醇、曲前列尼尔、伊洛前列素及贝前列素钠4种，其中曲前列尼尔半衰期长、药物结构稳定、使用方便，作为一线治疗和抢救药物应用广泛，但因其价格较内皮素受体拮抗剂更为昂贵，临床实际应用有限。除此以外，尚有磷酸二酯酶抑制剂西地那非、他达拉非用于PAH治疗。

患者关节肿痛病史7年，有雷诺现象，本次入院以肺高压为突出表现，化验U1RNP（+），诊断MCTD明确。患者经常规生化、血液学、免疫学和甲状腺功能检查、腹部超声、肺动脉CTA等检查初步除外了第2类、第3类、第4类、第5类肺动脉高压，由于患者一般状态极差，虽然不能配合行右心导管检查，但结合临床，考虑符合第1类CTD相关PAH。治疗上，一方面针对原发病，应用激素及免疫抑制剂；另一方面针对重度肺动脉高压，给予一般强心、利尿、抗凝治疗及三联靶向药物联合降肺动脉压治疗。患者右心功能不全症状逐渐改善，水肿消退，可平卧，无晕厥反复发作，复查BNP等指标好转。出院后继续三联靶向药物联合治疗，随访一个月后复查心脏超声可见右房右室容积较前减小，左室容积较前增加，间接检测肺动脉压明显下降。

病例点评

这是一例MCTD合并重度PAH经积极治疗抢救成功的病例。CTD患者一旦出现PAH，提示病情严重。由于PAH的症状出现晚而且又无特异性，往往被所伴发的其他疾病如肺纤维化等引起的症状所掩盖，待表现明显时常已发展至肺源性心脏病，失去良好的治

笔记

疗时机。早期诊断，及时进行针对性治疗，是改善预后和降低死亡率的关键。建议对 CTD 患者定期进行 PAH 筛查评估，可能发现早期无症状的 PAH 患者，尤其是 SSc、MCTD、SLE 等高危患者，条件允许应行右心导管检查。治疗上，靶向药物改善了 CTD 合并 PAH 患者的短期和长期预后，为延缓病情恶化时间，延长生存期、改善生活质量创造了条件。

（方　芳）

012
与类风湿性关节炎鉴别困难的反应性关节炎一例

病历摘要

患者，女性，25岁，以"周身关节肿痛伴晨僵1月余"为主诉入院。

患者入院1月余前进食大量海鲜后出现发热、腹泻，应用退热药物后发热症状好转，但晨起出现右侧剧烈胸痛，自觉疼痛不能耐受导致呼吸困难，自服非甾体抗炎药3天后出现左膝关节肿痛，逐渐出现右肩疼痛，不能上举，伴右足跟，左手拇指、食指掌指关节肿痛；双下肢疼痛，伴晨僵。于当地医院予头孢哌酮静点，C反应蛋白由90mg/L，下降至40mg/L，但上述症状未见明显缓解。应用9天因出现可疑药疹停药，改用强的松10mg日1次口服（共应用3天），症状好转后出院。半个月后患者再次出现周身关节疼痛，症状同前，再次入当地医院住院治疗，化验示 CRP 及血沉升高。予甲强龙 80mg 日 1 次静点 1 天，症状有所缓解，后改用 40mg 日 1 次静点 5 天，患者自觉上述症状加重，无法行走，至我科住院。患者病来持续低热（最高至 38.5℃），发热与关节疼痛平行。

诊治经过： 入院后完善相关检查：血常规：白细胞 $17.89 \times 10^9/L$，粒细胞 $10.22 \times 10^9/L$，单核细胞 $1.89 \times 10^9/L$，血红蛋白 111g/L，血小板 $359 \times 10^9/L$。EB 病毒抗体 IgG 阳性，IgM 阴性。HLA - B27 阳性。γ 球蛋白 20.5%（升高）。T - spot、PPD、心肌酶、PCT 未见异常。骨关节彩超：右跟腱纤维排列欠规整，血流 1 级；双膝关节滑膜囊区积液；左手二三掌指关节滑膜炎，第二指关节腱鞘炎；髋关节未见异常。淋巴结彩超：双颈部淋巴结肿大，超声结构正常。双腋窝、双腹股沟淋巴结显示。全身骨显像 ECT：右侧胸锁关节骨代谢增高，关节良性病变可能性大，余部全身骨骼骨代谢未见异常。骶髂关节磁共振：未见异常。诊断：反应性关节炎。予得宝松 1 支肌肉注射，关节疼痛有所缓解，但 1 天后疼痛再发。后予强的松 30mg 日 2 次口服；洛索洛芬 60mg 日 3 次口服；柳氮磺胺吡啶口服治疗；患者于强的松减量至 20mg 日 2 次口服，洛索洛芬减量至 60mg 日 1 次口服后，疼痛及发热症状再发并加重。予加用生物制剂益赛普 25mg 每周 2 次皮下注射，强的松 20mg 日 2 次口服，患者疼痛症状未再发作。一年及两年后随访，上述药物均已停用，未再出现发热及关节疼痛症状。

病例分析

脊柱关节炎是一类以累及脊柱和外周关节，或者关节、韧带和肌腱为主要表现的慢性炎症性风湿病的总称，包括强直性脊柱炎、

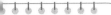

反应性关节炎、银屑病关节炎、炎性肠病关节炎、幼年脊柱关节炎以及未分化脊柱关节炎。国际脊柱关节炎评价学会（ASAS）在2009年及2011年先后提出了中轴型 SpA 和外周型 SpA 分类标准。其中外周型脊柱关节炎分类标准为：患者无炎性腰背痛，有①外周关节炎（通常为非对称性，下肢关节）或②肌腱附着点炎（肌腱端炎）或③指（趾）炎；加上以下任一 SpA 临床特征：①葡萄膜炎；②银屑病；③炎症性肠病；④前驱感染；⑤HLA－B27 阳性；⑥影像学提示骶髂关节炎（MRI 或 X 线）；或加上以下至少 2 项 SpA 临床特征：①关节炎；②肌腱附着点炎（肌腱端炎）；③指（趾）炎；④炎性腰背痛既往史；⑤SpA 家族史阳性。

该患者有前驱感染，外周关节炎及肌腱附着点炎，故诊断反应性关节炎明确，为外周型脊柱关节炎。该患病情较重，即便激素及非甾体抗炎药联用，疼痛及发热症状仍控制不佳，最终选择在延续应用激素基础上加用肿瘤坏死因子拮抗剂，得以控制病情。该疾病预后佳，此患者病情虽重，但长期随访亦未再复发。

病例点评

该病例特殊之处在于双手有多个小关节出现炎性改变，且为女性患者，伴发热，一定程度上难以与难治性类风湿关节炎相鉴别。但患者 HLA－B27 阳性，彩超见肌腱端受累，不支持全身型类风湿关节炎诊断。且随访两年，停药后无复发，回顾性分析亦支持反应性关节炎诊断。因患者于外院已系统抗感染，入我科后为低热，且发作与关节疼痛发作相平行，考虑发热及炎性指标升高与反应性关节炎相关。且加用激素及生物制剂后，如为感染性发热，则可能加重感染及发热症状，而该患者应用上述药物后病情控制平稳，发热

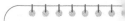

及关节痛逐渐消失，故支持原发病相关发热。治疗上，柳氮磺胺吡啶对于外周型脊柱关节炎的效果优于来氟米特，且亦为类风湿关节炎经典治疗药物，因此该病例缓解病情的抗风湿药选择为柳氮磺胺吡啶。

（刘旭东）

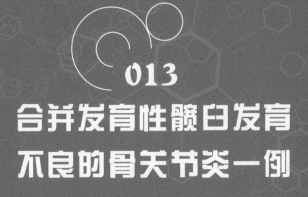

013 合并发育性髋臼发育不良的骨关节炎一例

病历摘要

患者，女性，55岁，以"间断膝关节肿痛11年，双手关节痛6年，右髋关节疼痛伴活动受限半年"为主诉入院。

患者11年前出现间断双膝关节肿痛，下蹲困难，6年前出现双手近指、远指关节及掌指关节痛，右手明显，晨起僵硬时间持续10余分钟可自行缓解，2年前腰部外伤，当时无明显症状，之后出现腰部疼痛，于外院就诊，诊断为腰椎间盘脱出，行保守治疗（具体用药不详），半年前右髋关节疼痛，活动受限，于外院就诊，诊断为髋关节骨性关节炎，未予治疗，1个月前疼痛加重，为求进一步诊治收入院。

体格检查： 腰椎三向活动略受限，右髋无明显畸形及肿胀；右

笔记

髋部后外侧压痛，髋关节外展受限，4字试验（+）。指地距5cm，枕墙距0，右手第三、四远指关节增粗，无肿痛及压痛。双下肢无浮肿，四肢肌肉无握痛。

辅助检查：血沉16mm/h，血浆纤维蛋白原（Fg）3.70g/L，CRP 10.50mg/L，RF 16IU/ml，ASO 144IU/ml，CCP（-），HLA-B27（+），ANA（-），ACL（-），ANCA（-），血尿酸226μmol/L，IgG 16.5g/L，IgA 4.55g/L，C₄ 0.14g/L，甲功抗体：TPOAb 45.74IU/ml，TGAb 100.98IU/ml，血常规、肝肾功能、血糖、离子、凝血、蛋白电泳、心肌酶谱未见明显异常。膝关节DR正侧位：膝关节髁间嵴隆起变尖，髌骨边缘可见骨赘形成。腰椎DR正侧位：腰椎退行性改变。L4~L5椎间隙变窄。骶髂关节CT平扫检查所见：双侧骶髂关节髂侧关节面略模糊，左侧为甚，边缘增生硬化，关节间隙内可见气体密度影，关节间隙未见狭窄与增宽。右侧骶骨及右侧髂骨内可见点状高密度灶。L5水平后纵韧带钙化，硬膜囊受压。双侧骶髂关节退变。右侧骶骨及髂骨内骨岛。髋关节MRI检查所见：双侧股骨头缺血灶坏死。双髋关节退变（图13.1）。

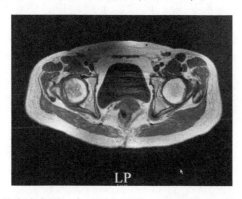

注：双侧股骨头略变形，表面凹凸不平，双侧股骨头内见多发斑点片状长T₁、长T₂信号灶，关节缘骨质增生，关节间隙未见明显变窄。双侧股骨颈内信号亦不均匀，以右侧明显。

图13.1　双髋关节MRI

诊治情况：患者入院时因出现腰部及髋关节疼痛、活动受限，HLA－B27 阳性，考虑可能为脊柱关节炎，但骶髂关节无明显关节破坏及间隙改变，故诊断依据不足，而患者腰、髋及膝关节 DR 片可见多发骨质增生改变，考虑诊断为骨关节炎，但骨关节炎较少合并双侧股骨头缺血坏死，故暂予硫酸氨基葡萄糖等营养软骨及止痛药物对症治疗，请骨科会诊，建议患者行双髋超短波治疗，必要时骨科手术治疗。患者出院后因髋关节疼痛改善不明显，于半月后入住我院骨科，行专科查体示：髋关节 ROM：屈 50、外展 40、伸 10、内收 20。屈髋挛缩试验（Thomas 征）（＋），Allis 征（－），分髋试验（4 字征）（＋），双髋关节 DR 正位检查所见：双侧股骨头密度增高，可见关节面硬化，关节面下可见囊性低密度影，髋关节变窄，以右侧为著，双侧髋关节未见脱位，股骨头未见变形，余骨盆未见异常改变，行右侧人工全髋关节置换术时见髋关节腔内股骨头软骨面塌陷，失去正常形态，髋臼周围可见大量骨赘增生，滑膜组织增生。诊断为右侧发育性髋臼发育不良，髋关节骨性关节炎。患者手术过程顺利，术后建议患者行双足踝泵锻炼，家属陪同下扶拐适度活动，避免患肢内旋、内收、下蹲动作，防止假体脱位；避免摔倒及患肢负重，现于术后康复锻炼中。

病例分析

髋关节是人体最大的负重关节，正常状态下，髋关节受力均匀分布于髋臼顶部，并通过头臼软骨面将应力传导至股骨头上半球与髋臼重叠部位，但髋臼发育不良（acetabular dysplasia，AD）患者股骨头包容性下降，此时应力传导部位外移，髋臼顶外侧承受较大应力，导致髋关节生物力学平衡改变，进而引发软骨退化变性、软骨下囊性变、关节间隙变窄，故 AD 患者具有较高的骨关节炎发生风险。骨关节炎以髋关节疼痛为首发症状，并伴有髋关节退变，故多数患者合并髋关节周围不同程度的骨囊变，继发骨关节炎患者，其股骨头覆盖率显著下降，即考虑与髋臼变浅、关节应力上升有关。临床中患者多由于并发假臼或真臼骨关节炎的临床症状才至医院就诊，髋臼发育不良患者往往起病隐匿且缺乏特异性症状。随着异常髋臼形态的持续，髋关节接触应力增加可导致髋关节不稳、撞击，关节盂唇异常生物力学改变，进而继发骨关节炎甚至髋关节功能障碍。因此，早期诊断 AD 及继发性骨关节炎，对于争取治疗时机、延缓病情进展具有重要意义。

覃大明等分析 217 例 AD 患者影像资料，比较继发与未继发组患者影像学参数，并探讨 X 线片、CT、MRI 的诊断价值，发现 X 线继发性骨关节炎的检出率为 50.84%，低于 CT 的 69.49%，亦低于 MRI 的 100%，差异有统计学意义。CT 轴位图像可检出 X 线无法检出的髋关节脱位；MRI 可检出 CT 图像无法显示的软骨下小囊变与关节软骨退变。故得出结论：X 线平片可为成人 AD 继发骨关节炎的诊断提供一定依据，但检出率较低，在此基础上结合 CT、MRI 图像能够进一步明确髋关节脱位情况、发现软骨下小囊变，从而提高诊断准确率。

该病例中患者已行髋关节 MRI 检查见：双侧股骨头缺血灶坏死。双髋关节退变。入院时因出现腰部及髋关节疼痛、活动受限，HLA - B27 阳性，曾考虑可能为脊柱关节炎，但骶髂关节无明显关节破坏及间隙改变，故诊断依据不足，而患者腰、髋及膝关节 DR 片可见多发骨质增生改变，考虑诊断为骨关节炎，但骨关节炎无法解释双侧股骨头缺血坏死，出院后于骨科行双髋置换术时方发现髋臼发育不良继发骨关节炎改变，因此我们推测即使 MRI 有较高的

AD 检测的精确度，尚不能完全替代术中形态及活检。临床中在治疗成人髋关节发育不良伴骨关节炎时有多种方案，随着人们生活水平提高，患者在治疗过程中更为追求髋关节功能及体态。人工全髋关节置换术（total hip arthroplasty，THA）是现阶段治疗的首选手段，本例患者也是采用了该术式从而得到了临床症状的明显缓解。

病例点评

发育性髋臼关节发育不良是髋关节早期活动受限、骨性关节炎的主要病因之一。其早期诊断及影像学评估对于疾病进展的描述、手术方案的选择及术后预后评价有重要意义。如髋关节 CT、MRI 图像提示髋关节脱位、发现软骨下小囊变及缺血坏死等无法用一般脊柱关节炎及骨关节炎解释的病变时应想到发育性髋臼关节发育不良，人工全髋关节置换术（total hip arthroplasty，THA）是现阶段治疗的首选手段。

（段宏梅）

014
以冠状动脉受累为主要
表现的大动脉炎一例

病历摘要

患者，女性，25岁，以"左侧脉搏减弱10年，结节红斑6个月，胸腹疼痛2个月。"为主诉入院。

患者10年前无意中发现左侧脉搏较右侧弱，无明显头痛、晕厥等不适，未系统诊治，6个月前剖腹产5天后出现双腿内侧、双臂内侧及前胸部结节红斑，蚕豆大小，有压痛，于当地医院按"湿疹"治疗后好转（具体用药不详），2个月前无明显诱因出现腹痛及活动后胸痛，可放射至后背、左臂及咽喉部，于我院心内科行心电图，诊断为"急性前壁心肌梗死，病毒性心肌炎？肺内感染"，建议患者立即行冠脉造影，未同意，自行至沈阳某军区医院心内科行冠状动脉造影，示多支冠状动脉病变，遂转入心外科行冠脉搭桥

笔记

术，当时取左乳内动脉活检示符合动脉炎伴变性、阻塞改变。术后患者胸闷、胸痛、气短症状明显减轻，半个月前拔除胸部引流管后再次出现腹部疼痛，为明确进一步诊治收入院。病来无发热、皮疹，无口腔溃疡及关节肿痛，无口干、眼干，无双手遇冷变白、变紫、变红，无肢体麻木、间歇性跛行。既往否认高血压、糖尿病病史。

体格检查：血压：左上肢 98/68mmHg，右上肢 105/76mmHg。颈部及锁骨上窝未闻及血管杂音。心律齐，心脏各瓣膜听诊区未闻及病理性杂音。腹平软，无压痛，脐周未闻及血管杂音。双下肢无浮肿。

辅助检查：（外院）心脏彩超：左室大，左室各壁运动明显减弱，左室收缩期射血分数明显减低（30%）。冠状动脉造影提示：左回旋支远段95%狭窄，左前降支近段95%狭窄，近中段99%次全闭，中段90%狭窄，右冠状动脉口部80%狭窄，中段95%狭窄，远段100%闭塞。左乳内动脉活检镜下示：动脉内膜增厚致管腔狭窄及至闭塞，增厚的内膜黏液样变性，并见散在炎细胞浸润。免疫组化示：Vim（±），SMA（+），CD34（内皮+）。头颈部CTA未见明确改变，入院后行胸主动脉、腹主动脉CTA检查示未见确切异常（图14.1）。左肺下叶炎症可能大，左侧胸腔积液，盆腔少量积液。血沉、C反应蛋白正常，BNP 781pg/ml。ANA（1∶80＋），IgE 189.00IU/ml。ANCA（－）、ACL（－），结明试验（－），降钙素原PCT 0.05ng/ml，免疫球蛋白IgG、IgA、IgM，补体C_3、C_4，心肌酶谱，肌钙蛋白，血尿常规，肝肾功能未见明显异常。

诊治情况：结合患者年轻女性，左侧肱动脉搏动减弱，冠状动脉多支栓塞病变及镜下和病理结果，诊断为大动脉炎，予完善头颈、胸腹主动脉CTA均未发现明确栓塞病变，仅以冠状动脉受累

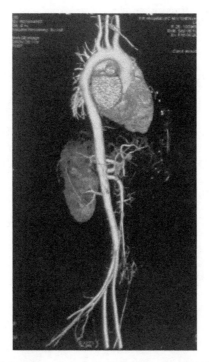

注：胸主动脉均匀强化，走行未见明显异常，管腔无扩张与狭窄，胸主动脉各分见未见异常。腹主动脉及分支管壁光滑，管腔通畅，管径大小正常范围，管腔内未见异常密度影。

图 14.1　胸主动脉 + 腹主动脉 CTA

为主，治疗上予强的松 30mg/日口服，辅以环磷酰胺冲击治疗，并结合循环科会诊意见继续地高辛强心及阿司匹林、波立维抗凝及间断利尿等对症治疗，患者出院 2 个月后未再出现胸腹疼痛等不适，心功能状况明显改善，现于密切随访中。

病例分析

大动脉炎（takayasu arteritis）是一种特发性的大血管炎，主要影响主动脉及其一级分支，引起血管狭窄或闭塞，少数也可累及肺动脉。单纯累及冠状动脉的大动脉炎病例非常罕见。青中年患者出现心肌梗死，要考虑冠状动脉粥样硬化和非动脉粥样硬化两种病因可能。冠状动脉粥样硬化多见于合并多个心血管病危险因素的患者，比如高血压、吸烟、糖尿病、血脂异常及肥胖等。非动脉粥样硬化性冠状动脉疾病常见的有：先天性冠状动脉畸形、冠状动脉瘤和自发夹层，相对少见的病因还包括心腔内栓子脱落导致冠状动脉栓塞（如感染性心内膜炎赘生物脱落）、冠状动脉痉挛、纵隔放疗、滥用可卡因等。最后对于青年心肌梗死患者要考虑结缔组织病的可能。结缔组织病可以累及冠状动脉导致冠状动脉狭窄、冠状动脉瘤等，常见的结缔组织病有大动脉炎、巨细胞动脉炎、川崎病和系统性红斑狼疮。

大动脉炎患者冠状动脉受累相对少见，10%～30%的大动脉炎患者存在冠状动脉受累，而且多为冠状动脉开口受累。单纯累及冠状动脉的大动脉炎非常罕见。按照1990年美国风湿病学会的大动脉炎分类标准，需要符合6条诊断标准中的3条才能诊断大动脉炎，本文病例患者仅有两条符合（年龄小于40岁、动脉造影显示主动脉一级分支狭窄），但是该患者已有外周动脉的轻度异常表现，如出现左侧脉搏减弱。故对于青中年女性，没有任何明确心血管疾病危险因素的情况下出现以上异常表现，提示其外周动脉可能已经存在早期病变，只是还没有进展至明显的血管狭窄、扩张，所以所谓的"单纯"冠状动脉受累可能并不可靠，需要其他检查手段进一步明确有无动脉受累的早期表现。新近研究发现应用磁共振血管造影（magnetic resonance angiography，MRA）、^{18}F - 氟脱氧葡萄糖正电子发射/计算机断层显像（^{18}F - FDG PET - CT）可以发现大动脉炎累及动脉的早期表现，比如动脉管壁的增厚、水肿及血供增多等。大动脉炎患者冠状动脉受累尚无最佳治疗方案，除了基础的激素联合免疫抑制剂治疗以外，冠状动脉受累的患者往往需要再血管化治疗。目前已有多个病例报道显示药物洗脱支架术后短期效果明显，但远期疗效尚不明确。部分病例支架术后很快出现再狭窄，个别病例反复发生再狭窄，最终采取外科搭桥手术治疗，本例患者因发病紧急，多支冠脉血管受累，即于院外行搭桥手术治疗。

病例点评

　　青年女性发生心肌梗死要警惕大动脉炎的可能，个别患者单纯累及冠状动脉，临床以心绞痛、心肌梗死为首发表现，MRA、^{18}F‑FDG PET‑CT 等可以用于大动脉炎的早期诊断，大动脉炎累及冠状动脉多为开口病变，临床治疗决策困难，患者预后差，且支架术后易出现再狭窄，应提高警惕。

（段宏梅）

015
以神经精神症状为突出表现的白塞病一例

📋 病历摘要

患者，男性，34 岁，以"反复口腔溃疡 10 余年，头部不自主晃动及手足麻木 1 个月"为主诉入院。

现病史：患者 10 余年前出现反复口腔溃疡，近 2～3 年加重，伴腹泻 2～3 次/日，半年前外院胃肠镜提示胃肠道多发溃疡，未遵医嘱应用激素，仅口服沙利度胺约 2 个月，自行停药，后开始口服中药（具体成分不详）至今。1 个月前出现头部不自主晃动及手足麻木，伴头晕，劳累及情绪紧张时头部晃动明显，休息后可减轻，睡眠期间无发作，双手麻木在头部晃动明显时加重，麻木范围向上延伸至上臂。为求系统诊治入我院。病来有外阴溃疡，有皮疹，有关节肿痛，无眼受累。否认肝炎、结核病病史。

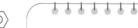

查体：神志清楚，发育正常，营养中等，无贫血貌。口腔内可见散在溃疡。外阴溃疡（＋）。面部、背部、腹部、胸背部可见皮肤毛囊炎及脓疱性血管炎样皮疹。双足背皮肤色素沉着。四肢活动正常，生理反射存在，病理反射未引出。

诊治经过：胃镜（2016 年 12 月 5 日外院）：慢性浅表性胃炎，十二指肠球部多发溃疡。肠镜：末端回肠多发溃疡性病变，直肠炎。初步诊断：白塞病（肠白塞）。诊断依据：反复口腔溃疡、外阴溃疡、皮肤毛囊炎及脓疱性血管炎病变，关节炎，胃肠道多发溃疡。入院后进一步完善相关化验检查：ESR：35mm/h，CRP：13.5mg/L，血常规：RBC 3.05 × 10^9/L，MCV 105.9fl。VB$_{12}$ < 22.14pmol/L，叶酸正常。肿瘤系列：CA153 38.38U/ml。尿常规、肝功、肾功、血离子、GLU、便常规、便潜血、RF、免疫球蛋白、补体、血清蛋白电泳、风湿抗体系列、CCP、ANCA（1）（2）、BNP、结明试验、T – spot、肝炎八项、HIV、梅毒未见异常。肺HRCT、心彩超、肝胆脾胰膀胱双肾输尿管彩超未见明显异常。头颈部 MRI ＋C 未见异常。脑电图：中度异常脑电图。脑脊液：PRO 452mg/L，CI⁻ 119mmol/L，GLU 3.3mmol/L，细胞数 4 × 10^6/L，单个核细胞 75%，多核细胞 25%。肌电图：神经传导未见异常。胃镜：浅表性胃炎伴糜烂。肠镜：末端回肠及回盲瓣多发浅溃疡（图15.1），回盲部取病理，提示符合浅溃疡。患者住院期间焦虑，经心理科门诊会诊，诊断：抑郁状态。建议盐酸度洛西汀肠溶胶囊半粒，日 1 次口服，氯硝西泮 1/4 片，日 1 次口服，定期心理门诊随访。最终确定诊断：白塞病（肠白塞），巨幼细胞性贫血，中度抑郁。

治疗上予 MP 120mg/3d → 80mg/3d → 40mg/3d → PD 50mg qd po，沙利度胺 50mg qn po，SASZ 0.75g tid po，CTX 0.4g/2w，针对

笔记

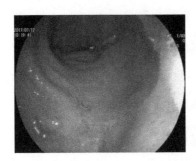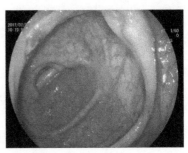

图 15.1　肠镜：末端回肠多发溃疡性病变

巨幼红细胞性贫血予以维生素 B_{12} 0.5mg 日 1 次肌肉注射，及口服叶酸治疗。出院后 1 个月随访，仍有头部不自主晃动，手足麻木，程度较前有所减轻。ESR：16mm/h，CRP：18.1mg/L，血常规正常。血常规同前对比，见表 15.1。

表 15.1　患者入院前、住院期间、出院后血常规三系情况

项目名称	项目范围	2017 年 6 月 30 日	2017 年 7 月 7 日	2017 年 7 月 14 日	2017 年 8 月 17 日
WBC ($\times10^9$/L)	3.50~9.50	6.81	11.57	11.44	9.79
RBC ($\times10^9$/L)	4.30~5.80	3.05	3.23	3.83	4.75
HGB(g/L)	130~175	105	113	125	134
HCT(L/L)	0.400~0.500	0.323	0.341	0.382	0.426
MCV(fl)	82.0~100.0	105.9	105.6	99.7	89.7
MCH(pg)	27.0~34.0	34.4	35.0	32.6	28.2
MCHC(g/L)	316.0~354.0	325.0	331.0	327.0	315.0
RDW－CV(%)	12.2~14.3	18.8	18.6	19.0	18.4
RDW－SD(fl)	36~46	73	72	70	60
PLT ($\times10^9$/L)	125~350	283	301	371	318

注：HGB、MCV 在治疗后逐渐恢复正常。

病例分析

患者为中年男性，慢性病程十余年，以反复口腔溃疡起病，近2～3年加重，胃肠镜提示胃肠道多发溃疡，加之外阴溃疡、皮肤毛囊炎及脓疱性血管炎病变，根据1989年国际白塞病研究组分类标准，患者诊断白塞病（肠白塞）明确。

白塞病（Behcet's disease，BD）可累及多系统，包括眼、神经系统、胃肠道等。患者本次入院主要症状为近期出现的头部不自主晃动及手足麻木。那么该患者近期出现的临床表现是否为白塞病神经系统受累所致？

5%～10%的BD患者存在神经系统受累。BD最常见的中枢神经系统受累为脑干或锥体束综合征、静脉窦血栓形成，继发于静脉窦血栓形成或无菌性脑膜炎的颅内高压、孤立性行为异常综合征及孤立性头痛。动脉瘤破裂、周围神经病变、视神经炎和前庭受累偶见。MRI可见长T_1或等T_1、长T_2的异常信号，Flair像呈高信号。病灶可累及半球、脑干、小脑、脊髓等多个部位。

该患头部不自主晃动，劳累及情绪紧张时头部晃动明显，休息后可减轻，睡眠期间无发作，并且有颈后倾，面部表情不受控制，情绪焦虑、不安，多汗等表现，提示存在锥体外系受累。

锥体系是大脑皮层下行控制躯体运动的最直接路径，主要管理骨骼肌的随意运动。锥体系主要由中央前回的锥体细胞的轴突所组成，这些纤维下行经内囊、大脑脚底、脑桥基底、延髓锥体等结构，其中中途终于脑干者称为皮质脑干束，继续下降进入脊髓者称为皮质脊髓束。因此锥体系包括皮质脊髓束和皮层延髓束两部分。锥体系受损可出现肌肉强直性痉挛所引起的硬瘫、深反射如膝跳反射亢进，以及一些特殊的病理性反射：如巴宾斯基反射、踝阵挛反射。与这些亢进的阳性症状相伴随的是皮肤浅反射的减退或消失，最常见的是腹壁反射和提睾反射消失。

锥体束是下行运动传导束，包括皮质脊髓束和皮质核束。因其神经纤维主要起源于大脑皮质的锥体细胞，故称为锥体束。锥体束在离开大脑皮质后，经内囊和大脑脚至延髓（大部分神经纤维在延髓下段交叉到对侧，而进入脊髓侧柱），终于脊髓前角运动细胞。病损时常出现上运动神经元麻痹（亦称中枢性麻痹或强直性麻痹）及锥体束征等。当锥体束病损时，大脑失去了对脑干和脊髓的抑制作用而出现异常反射。1 岁半以内婴幼儿由于锥体束尚未发育完善，可以出现上述反射现象，不属于病理现象。成年患者若出现则为病理反射，锥体束征阳性也见于小儿脑瘫。锥体束征一侧阳性代表对侧锥体束损伤或高位中枢损伤，两侧阳性代表下运动神经元传导通路病变，双侧失去上位抑制。一侧锥体束阳性时，还需做运动感觉等检查，以定性定位评估病变位置。

锥体外系是指除锥体系以外的一切调节躯体运动的下行传导系。主要作用是调节肌紧张，配合锥体系协调随意运动，维持机体姿势平衡。锥体外系病变能引起肌张力变化和不自主运动两大类症状。肌张力变化有增强、减低和游走性增强及减低。不自主运动有舞蹈样运动、手足徐动症、扭转痉挛、震颤等。出现锥体外系症状的相关疾病主要包括：①帕金森病及各类帕金森综合征；②小舞蹈病；③慢性进行性舞蹈病，或称 Huntington；④肝豆状核变性，又称 Wilson 病；⑤肌紧张异常；⑥秽语抽动综合征；⑦迟发性运动障碍；⑧投掷样舞动；⑨阵发性手足徐动症或阵发性运动源性舞蹈手足徐动症、扭转痉挛等。可以导致锥体外系症状的药物包括：①某些抗精神病药物：氯丙嗪、三环类抗抑郁药，一般而言，此类药物长期大量应用所致锥体外系反应发生率比较高，且以震颤麻痹综合征最为常见；②氟哌利多：锥体外系反应较重且常见，急性肌张力障碍在儿童和青少年更易发生，出现明显的扭转痉挛、吞咽困难、静坐不能级类帕金森病；③甲氧氯普胺（胃复安）：所致的锥体外系反应发生率占药源性锥体外系反应的50.2％，主要与用药剂量和时间有关，所致的锥体外系反应以急性肌张力障碍最为常见（多见于青少年），震颤麻痹综合征和迟发性运动障碍多见于老年人（女性多于男性）；④多潘立酮；⑤心血管药物：硝苯地平、地尔硫䓬等和左旋多巴应用治疗剂量、利血平应用大剂量，均可出现锥体外系反应；⑥其他：抗组胺药、降糖药、西咪替丁、卡马西平等。

那么白塞病神经系统受累是否有锥体外系症状？以"白塞病"和"锥体外系"为关键词在 CNKI 及 Pubmed 检索到中文、英文文献各两篇。同本病例相比，两篇中文文献均为病例报告，均无胃肠道症状。其中一例以锥体外系症状首发，头 MRI 表现为双侧脑室轻度对称性扩大，深部脑白质轻度萎缩。虽然缺乏典型的影像学表现，但作者分析这可能与患者损伤部位的特殊性有关。该患者神经系统主要表现为动作过多，考虑为新纹状体功能性损伤或较小的结构性损伤，影像学不一定能检测出来，而双侧脑室轻度对称性扩大与颅压高有关。另一例病例白塞病诊断在先，帕金森症状在后，头 MRI 提示双基底节区脱髓鞘病变，可以确定中枢神经系统中锥体外系的病变导致了帕金森样表现。两篇英文文献一篇为综述，一篇为病例报告，综述中提及的锥体外系症状所引用文献为后者的病例报告。后者病例中无肠道受累表现，磁共振成像显示双侧多灶性高信号病变，右侧为著，主要累及脑室周围白质、脑干和基底结。从既往文献看，锥体外系症状可见于白塞病，但从病例报道数量较少看，锥体外系症状是少见症状，并且既往对其报道都归因于白塞病中枢神经系统受累。而本病例没有中枢神经系统受累的影像学证据，用脑白塞解释并不非常合适。

在2012年Chapel Hill会议上，关于系统性血管炎的命名及其定义有了新的变化。系统性血管炎被分为7类：①大血管的血管炎：大动脉炎、巨细胞动脉炎（常与风湿性多肌痛伴发）；②中等血管的血管炎：结节性多动脉炎、川崎病；③小血管的血管炎：ANCA相关性血管炎（MPA、GPA、EGPA），免疫复合物性小血管炎（抗肾小球基底膜病、CV、IgAV、HUV）；④变异性血管炎（白塞病、CS）；⑤单器官性血管炎（SOV）：皮肤白细胞破碎性血管炎、皮肤动脉炎、原发性中枢神经系统型血管炎、孤立性主动脉炎；⑥与系统性疾病相关的血管炎：狼疮性血管炎、类风湿性血管炎、结节病性血管炎；⑦与可能的病因相关的血管炎：丙型肝炎病毒相关性冷球蛋白血症性血管炎、乙型肝炎病毒相关性血管炎、梅毒相关性主动脉炎、血清病相关性免疫复合物性血管炎、药物相关性免疫复合物性血管炎、药物相关性ANCA相关性血管炎、肿瘤相关性血管炎。白塞病属于第4类变异性血管炎，可以累及的血管范围最广。

最后回归这个病例，究竟是用一元论解释，BD神经系统受累（锥体外系症状＋周围神经病变）？还是另有曲折？我们从这个病例中的一些特点或是异常找线索：

1. 贫血、VB$_{12}$缺乏＋周围神经病变→脊髓亚急性联合变性？

2. 贫血、MCV↑、VB$_{12}$缺乏＋精神症状→巨幼红细胞性贫血。

3. BD→肠白塞→VB$_{12}$经胃肠道吸收减少（VB$_{12}$在胃内与壁细胞合成的R－蛋白形成复合物，在十二指肠经胰蛋白酶作用，VB$_{12}$释放，与由贲门和胃底黏膜壁细胞合成、分泌的内因子结合形成复合物，在回肠末端与肠黏膜细胞表面的受体结合，经胞饮作用进入细胞）→ VB_{12} 缺乏（极度缺乏，自身储备耗竭）→神经系统受累（可早于贫血，当进展到晚期，往往不能为治疗所逆转，病变可累及周围神经、脊髓和脑部，表现为对称性手足麻木、深感觉障碍、共济失调、部分腱反射消失或亢进、锥体束征阳性等。轻度脑功能障碍表现为善忘、定向力障碍和抑郁，严重者可出现妄想、幻觉、躁狂等）。

从这些线索中穿针引线，推出答案——患者的锥体外系症状继发于 BD 肠道受累后的 VB_{12} 缺乏。

迷雾虽然被拨开，但不得不说的遗憾是我们并没有在第一时间想到 VB_{12} 缺乏导致的锥体外系症状的可能，而是先考虑脑白塞和白塞病周围神经系统受累，先加用了甲钴胺口服，而巨幼红细胞性贫血在加用 VB_{12} 后骨髓细胞巨幼变迅速改变，待想到做骨穿证实巨幼红细胞性贫血时已经错过骨穿最佳时机。

病例点评

白塞病为变异性血管炎，除可有中枢神经系统受累外，亦可有周围神经病变。该病例与其用白塞病一元论解释头部不自主运动及手足麻木，不如用两元论——白塞病合并巨幼红细胞性贫血合理。

（方　芳）

016
以发热起病的白塞病
合并肺栓塞一例

病历摘要

患者，男性，30 岁，于 2012 年 10 月 26 日以"发热 5 个月，胸闷 3 个月"为主诉入我院感染科。

患者 5 个月前无明显诱因出现发热，发热前半小时寒战、头痛、恶心干呕，全身乏力，自行口服退热药，或于当地医院静点"阿奇霉素、青霉素、替卡西林、阿莫西林、氨曲南、头孢类"，体温控制在 37～38℃，最高体温达到 40℃，发热持续时间最长达 2 天。4 个月前在劳动时突然晕倒，无尿、便失禁，无抽搐，持续约数分钟后清醒。随后出现发热（当时未测体温）、全身寒战及心前区不适，半小时左右后不适感消失。3 个月前发热时开始伴有前胸憋闷感、心前区针刺感，多于半夜发作，持续数分钟至 2 小时不

笔记

等，口服"丹参丸"或热退后上述症状可消失。近 1 个月来双下肢肌肉酸痛、下肢多处骨骼及右前臂骨骼疼痛，病来精神状态尚可，进食较前稍减少，睡眠尚可，无尿频、尿急、尿痛，大小便如常。体重未见明显变化。吸烟史 10 年，20 支/（2～3）日，偶饮酒。

查体： T 39.4℃，P 96 次/分，R 25 次/分，BP 120/70mmHg。周身皮肤黏膜无出血点及瘀斑。左锁骨上窝靠颈部可触及米粒大小淋巴结一个，可活动，无压痛。双肺呼吸音清，心律齐，各瓣膜听诊区未闻及病理性杂音。

辅助检查： 门诊：ESR 48mm/h，CRP 178mg/L，RF 26.3IU/ml。布病抗体系列正常，肺炎支原体抗体阴性，病毒抗体系列正常，肥达外斐氏反应阴性。肺 CT：左肺上叶轻度炎性病变，左肺上叶小结节。入院后：腹部超声：双肾实质回声略增强，肝胆脾胰未见异常，腹后壁淋巴结未见肿大。颈部超声：甲状腺回声欠均匀，双颈部淋巴结肿大，双锁骨上窝淋巴结显示。血 WBC 15.98×10^9/L，粒比 74.8%。CRP 144.00mg/L。PCT 2.01ng/ml。余肝功、肾功、离子、血脂、尿酸、血气分析、甲功甲炎、甲乙丙戊型肝炎、结核抗体、D - D、肿瘤标志物、类风湿因子、抗核抗体谱未见明显异常。双上肢血培养提示未生长细菌。

诊治经过： 患者因发热首先入感染科，未发现明确感染因素。仍有高热，结合曾经出现一过性血压偏低及头痛、晕厥，不排除夹层动脉瘤可能。但完善胸主动脉 CTA 未见明显异常，且双侧颈动脉超声及颈椎双斜位未见明显异常。经我科会诊，追问病史，患者既往经常发生口腔溃疡，近一年内频发 6～7 次。专科查体见前胸及后背毛囊炎样皮疹，阴囊 2 处指甲大结痂，略突出于皮肤表面，针刺反应阳性。诊断白塞病，转入风湿免疫科。

入我科后予口服沙利度胺、洛索洛芬钠，复查 CRP 36.00mg/L。

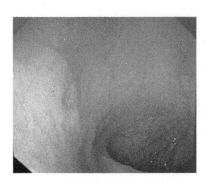

图 16.1　肠镜（末端回肠）可见炎性改变

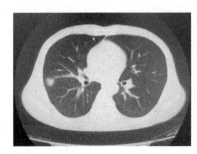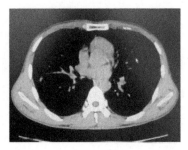

图 16.2　由感染科转入风湿免疫科后复查肺 CT，可见右肺中叶炎性病变

针对头痛完善头 MRI 平扫及增强：未见明显异常，双侧筛窦及上颌窦炎。完善肠镜示：回肠炎（图 16.1）。患者肠道受累，加用柳氮磺吡啶片口服。复查肺 CT 提示右肺中叶炎性病变，较入院前肺 CT 对比出现新斑片影（图 16.2）。11 月 15 日晨患者无明显诱因出现心前区疼痛，呈闷痛，无放散，行心电图无明显异常，急查血气分析：pH 7.384，PaCO$_2$ 41.10mmHg，PaO$_2$ 82.40mmHg，SaO$_2$ 96%。D－D 4.31μg/ml↑。BNP 及 cTnI 无异常。考虑患者肺栓塞可能性大，对症吸氧、抗凝，并完善肺动脉 CTA：左肺动脉多支栓塞。右肺中叶及左肺舌叶炎症可能大（图 16.3）。考虑患者肺动脉栓塞为白塞病累及肺动脉所致，调整激素为甲强龙 80mg 日 1 次静点，CTX 0.6g 静点 1 次。患者胸痛好转，同时体温降至正常，未再发作头痛。出院时强的松 50mg 日 1 次口服，CTX 0.6g 每半个月 1 次静

点，继续沙利度胺 50mg 晚 1 次口服、柳氮磺胺吡啶片 1.0g 日 2 次口服，并口服阿司匹林 + 华法林。此后规律门诊复查调整激素用量及免疫抑制剂治疗方案，目前已逐渐减停激素、环磷酰胺及抗凝治疗，继续应用沙利度胺维持治疗，病情稳定。

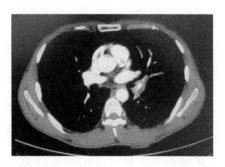

图 16.3 突发胸痛后完善肺动脉 CTA 可见左肺多动脉充盈缺损

病例分析

本例患者青年男性，以发热、胸闷起病，辗转多个医院诊治未能明确诊断。于我院感染科除外感染相关疾病，经我科会诊，患者存在反复口腔溃疡、外阴溃疡、毛囊炎样皮疹、针刺反应阳性，2013 年白塞病国际标准（ICBD）评分为 7 分，符合诊断标准。后因胸痛完善肺动脉 CTA，诊断为肺栓塞。

白塞病（Behcet's disease，BD）是一种慢性全身性血管炎症性疾病，以复发性口腔溃疡、生殖器溃疡、眼炎和皮肤病变为主要特征，然而部分患者以心血管、神经系统、消化道、肺部或肾脏等系统损伤为主要表现，病情错综复杂。2012 年 Chapel Hill 会议血管炎分类标准中，白塞病被归类为可变血管炎，可累及全身任何大小和类型的血管。国内外文献报道，白塞病出现血管受累的发病率为 15% ~ 40% ，静脉较动脉更易受累。

白塞病合并肺动脉受累包括肺动脉瘤和肺动脉血栓形成。研究表明白塞病患者的深静脉血栓与发生炎症的血管壁黏附紧密，不易脱落造成栓塞。但是肺血管受累引起肺血管炎，可损伤内膜，导致肺动静脉内多发血栓形成。肺血管瘤和肺动脉血栓形成具有相似的临床表现，表现为咯血、咳嗽、胸痛和呼吸困难，但大咯血在肺动脉血栓者少见。

对于单纯皮肤黏膜受累的白塞病患者可不应用口服激素治疗，但对于严重皮肤黏膜受累及系统受累的患者则需应用糖皮质激素及免疫抑制剂治疗。对于急性深静脉血栓形成推荐糖皮质激素、硫唑嘌呤、环磷酰胺、环孢素 A。而对于肺动脉栓塞及周围动脉血管瘤等建议糖皮质激素、环磷酰胺治疗。2016 年欧洲抗风湿病联盟（EULAR）会议上，对难治性白塞病合并静脉血栓和动脉瘤患者，推荐单抗类 TNF - α 抑制剂。本例患者应用足量糖皮质激素和环磷酰胺治疗，因患者同时存在肠道受累，予沙利度胺及柳氮磺吡啶治疗，经系统治疗后病情缓解。

2008 年 EULAR 提出的治疗白塞病的意见中指出，尚无证据支持抗凝、抗血小板或纤溶药物等抗凝治疗白塞病伴发深静脉血栓或者肺动脉病变会获益。但近年来多项研究证实免疫抑制治疗联合抗凝可降低血栓风险，且有研究显示抗凝的出血风险较低。因此 2016 年 EULAR 推荐，对于顽固性静脉血栓，除外合并肺动脉瘤，可考虑抗凝治疗。

病例点评

1. 本例患者以发热、胸闷为首发症状，经过详细询问病史及除外其他疾病后明确白塞病的诊断。白塞病的临床表现复杂多样，临床上出现不典型表现时（如发热、血栓等）亦要考虑到本病的发生，因此应注意询问病史，以利于白塞病早期诊断。

2. 白塞病易发生血管受累，作为严重预后不良因素之一，白塞病伴发肺血管病变发生率为5%，但死亡率高达25%，临床上出现相关症状时应引起重视、注意排查。

3. 对于白塞病合并血管受累的患者，治疗上应尽快给予糖皮质激素和免疫抑制剂治疗，适当选择抗凝治疗，必要时可考虑 TNF - α 抑制剂等生物治疗。通过早期诊断及合理治疗改善患者预后。

参考文献

1. Seyahi E, Yazici H. Behçet's syndrome：pulmonary vascular disease. Curr Opin Rheumatol，2015，27（1）：18 - 23.

2. Seyahi E, Cakmak O S, Tutar B, et al. Clinical and ultrasonographic evaluation of lower - extremity vein thrombosis in Behcet syndrome：An observational study. Medicine（Baltimore），2015，94（44）：1899.

3. 郑文洁. 重视白塞病血管病变. 中华风湿病学杂志，2016，20（12）：793 - 795.

（赵萌萌）

017

重症复发性多软骨炎
合并气胸一例

📋 病历摘要

患者，女性，29岁，以"确诊复发性多软骨炎5年，气短2天"为主诉入院。

患者5年前因发热，咽痛，声音嘶哑，咳嗽在我院呼吸科住院。经检查声带水肿，支气管HRCT扫描提示：约自环状软骨水平至气管壁气管环密度增高，部分呈钙化样，患者双耳廓红肿，右膝关节红肿，血沉126mm/h，CRP 78mg/L。经风湿免疫科会诊确诊为复发性多软骨炎。给予美卓乐24mg/天，环磷酰胺0.8g每月1次冲剂治疗，总量10.4g后停用。美卓乐逐渐减量，每当激素减至12~16mg/天病情反复，出现气短，行甲强龙40mg静点后症状可缓解，现美卓乐16mg/天。2天前无诱因再次出现气短，无发热，无咳嗽咳痰，鼻翼发红疼痛，眼睑充血，为进一步诊治收入院。

既往史： 一年前发现血压升高 150/90mmHg，现服依那普利治疗，血压控制在 130/80mmHg。

体格检查： T 36.6℃，P 80 次/分，R 24 次/分，BP 160/90mmHg。神清语明，颜面无皮疹，睑结膜充血，耳廓无红肿，鼻翼发红，触痛阳性，无鞍鼻，胸骨上部及喉部可闻及喉鸣音。双肺呼吸音清，未闻及干湿性啰音，心率 80 次/分，律齐，各瓣膜听诊无杂音，腹软，肝脾肋下未触及，双膝部红肿，指压痕（ + ）。

辅助检查： ESR 8mm/h，CRP 6.4mg/L，IgG、IgA、IgM，补体 C_3、C_4，血常规，尿常规，肝功，肾功均正常。血气分析：PaO_2 96mmHg。气管平扫 3D – CT（64 排）示：扫描范围可见气管管壁增厚，管腔明显狭窄，气管及双肺各主支气管管壁周围可见连续分布的骨质密度影（图 17.1）。胸部 CT 平扫未见异常。

诊治经过： 结合病史、查体及辅助检查，诊断复发性多软骨炎明确，患者入院后给予吸氧，甲强龙 80mg 日 1 次静点治疗。入院第三天出现发热，体温 37.8℃，声音嘶哑严重，三凹征，右肺闻及喉鸣音，双肺未闻及干湿性啰音。给予二代头孢菌素静点，并请呼吸科、介入科、耳鼻喉科会诊。因患者声门以下气管狭窄、塌陷，不适合做气管内支架。患者气短进行性加重，血氧饱和度 86% ~ 90%，于 2 月 10 日 14:45 紧急入手术室，耳鼻喉科行气管切开，插入麻醉插管，患者呼吸困难缓解，血氧饱和度 93% ~ 96%。15:50 转入呼吸科 MICU 监护室呼吸机辅助通气。17:50 患者出现烦躁，胸骨上窝及锁骨上窝皮下积气，右肺呼吸音弱，床头胸片显示右侧气胸，请胸外科会诊行右胸闭式引流。2 月 12 日患者出现少尿，BUN 34.89mmol/L，Cr 427μmol/L，经肾内科会诊诊为肾功不全，给予利尿剂、开同、尿毒清等药物对症治疗，病情好转。2 月 23 日将麻醉插管换为9号气管套管（图17.2）。病情平稳后转入风湿免疫科继续治疗，给予甲强龙静点。血浆置换三次等治疗，病情平稳出院。

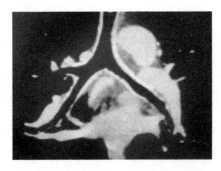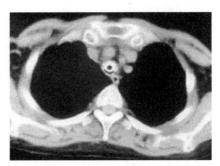

注：扫描范围可见气管管壁增厚，管腔明显狭窄，气管及双肺各主支气管管壁周围可见连续分布的骨质密度影。

图17.1　气管平扫3D－CT（64排）

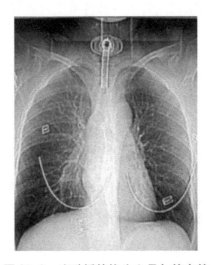

图17.2　麻醉插管换为9号气管套管

病例分析

　　本病例为年轻女性，双耳廓红肿，气管软骨受累，炎症指标显著升高，经糖皮质激素和免疫抑制剂治疗后病情有所好转。在治疗过程中出现气管塌陷，病情进展凶险，经紧急气管插管后病情缓解。后出现严重并发症——气胸，经闭式引流后好转。患者病情发展迅速，经积极抢救治疗后转危为安，目前仍在我科门诊规律随访中。

复发性多软骨炎是一种自身免疫性疾病，病因不明。发病机制一般认为是由于软骨基质受到各种因素侵袭而暴露出抗原性，导致机体对软骨出现的免疫反应。病理表现为软骨变性、坏死、溶解及炎性反应，临床表现为耳和鼻的软骨炎、四肢关节炎、眼部的各种炎症，以及全身皮肤、泌尿系统、呼吸系统、心血管系统、神经系统等多脏器病变。侵及胃肠道比较少见，但已有复发性多软骨炎合并溃疡性结肠炎、克罗恩病、系统性硬化症和糖尿病性自主神经功能障碍的散发性报告。复发性多软骨炎疾病导致呼吸道受累，炎症使喉、气管和支气管狭窄，最后发生支气管扩张、肺炎和肺不张。气道狭窄可以发生在气管和支气管，甚至可以发生在周围小支气管。

复发性多软骨炎主要依靠临床症状和影像学来确诊，没有特异性的实验室诊断方法，没有病理检查也可以做出临床诊断。患者往往就诊于耳鼻喉科、呼吸内科、骨科、眼科等多个科室，最后确诊需2.9~5.0年。复发性多软骨炎的局部表现常与丹毒、耳廓软骨炎、突眼病、甲状软骨炎、哮喘和由于其他原因引起的鞍鼻相混淆。全身表现常与结核、类风湿关节炎、红斑狼疮、结节性动脉周围炎等难以鉴别。临床上通常以血白细胞、血沉和C反应蛋白作为疾病活动性监测指标。喉、气管、支气管疾病的临床表现因气道受累的程度和范围不同而不同，下呼吸道疾病在早期阶段可能无症状，呼吸道受累时常见的临床症状包括声音嘶哑、刺激性咳嗽、咳痰、喘息、呼吸困难等。临床如果发现患者全身多处软骨组织受损，并伴有长期咳嗽、咳痰、声音嘶哑和难治的喘息，应考虑到本病。可以进一步进行肺功能、胸部 CT、支气管镜、全身骨扫描等检查加以鉴别。胸部 CT 对诊断复发性多软骨炎非常重要，而气道三维重建可以清晰显示狭窄气道形态，为后期的介入治疗提供依据。PET - CT 检查虽然费用较高，但对于复发性多软骨炎早期诊断仍具有很重要的临床意义。支气管镜检查虽然具有一定风险，但是可以直接观察支气管壁的增厚变化、软骨环破坏范围、气道的变形和狭窄，同时可以在病变部位取活检进行病理检查，有助于鉴别诊断，如和气道淀粉样变、支气管结核、Wegener 肉芽肿性疾病相鉴别。此外，支气管镜检查也是后期进行镜下介入治疗的操作基础。同时再结合全身骨扫描情况可以更加明确全身软骨受累情况，为早诊断早治疗做好评估。

目前复发性多软骨炎的治疗很不理想，药物治疗方法很大程度上基于大量单病例或多病例的经验性治疗的总结。尚未有任何形式的治疗显示可改变复发性多软骨炎的自然病程，但可成功抑制其病情活动。主要治疗药物包括糖皮质激素、氨苯砜等免疫抑制剂及生物制剂，在急性发作期具有一定作用。对于气管、支气管狭窄或软化的患者，采用支架植入可以使呼吸道恢复通畅，有适应证的患者可以采用，放入后可以达到立竿见影的效果。但是支架植入可能出现支架周围气道炎症或糜烂、支架移位或断裂和支架两端气道塌陷等并发症。发生严重并发症时，需要取出支架。放入支架后采取双水平气道正压通气有预防气道发生塌陷的效果。

病例点评

复发性多软骨炎临床少见，病情进展较为复杂，可累及多器官和组织，呼吸系统受累严重，临床表现千变万化，有时诊断比较困难。但是，只要我们充分了解复发性多软骨炎的临床特点，通过肺功能、胸部 CT、支气管镜和骨扫描等辅助检查，就能达到疾病早诊断和早治疗的目的，从而提高患者的生活质量，缓解疾病的进展程度。

（丁　爽）

018 难治性巨细胞动脉炎合并产单核细胞李斯特菌败血症一例

病历摘要

患者，女性，74岁，以"发热伴头痛、周身肌肉疼痛10天"为主诉入院。

患者入院10天前无明显诱因出现发热，体温最高38.4℃，伴头痛及周身肌肉疼痛，下蹲费力，就诊于当地医院，给予头孢呋辛、芬必得、地塞米松等对症处理，体温可降至正常，但发热症状反复发作，于我院门诊化验血沉105mm/h，CRP 316.00mg/L，血清铁蛋白365.50μg/L。为求进一步诊治入院。病来无皮疹，无口腔溃疡，无口干及眼干，无雷诺现象，无光过敏，无咳嗽咳痰，无活动后气短，饮食及睡眠欠佳，二便如常，体重无明显下降。精神状态尚可。糖尿病20年，近期血糖控制不佳。既往2002年因股骨颈骨折行手术治疗，2003年因子宫脱垂行子宫切除术。

查体：双侧颞部可见颞动脉迂曲，触痛阳性。头皮触痛阳性。四肢肌力大致正常。双上肢近端肌肉握痛阳性，下蹲及站起费力。

诊治经过：入院初步诊断考虑巨细胞动脉炎，需同感染性发热、多发性肌炎、纤维肌痛综合征、系统性血管炎鉴别。完善相关化验检查：血沉105mm/h。血常规：WBC 19.3×10^9/L，NE 17.60×10^9/L，LY 0.73×10^9/L，RBC 3.95×10^9/L，HGB 113g/L，PLT 375×10^9/L。肝功能：AST 8U/L，GGT 129U/L，ALB 24.9g/L，ALT、ALP正常。肾功正常。心肌酶谱：CK 32U/L，LDH 110U/L。IgG 11.6g/L，IgA 3.66g/L，IgM 0.54g/L。C_3 1.53g/L（0.79 ~ 1.52g/L），C_4 0.39g/L（0.16 ~ 0.38g/L）。风湿抗体系列：ANA（+1：80），余阴性。ANCA阴性（pANCA、cANCA、MPO - ANCA、PR3 - ANCA）。尿常规：蛋白阴性，葡萄糖（4 +）。24小时尿蛋白定量0.381g（13.6mg/dl，尿量2800ml）。尿微量蛋白测定：MA 19.10mg/L，β_2 - MG 24.1mg/L，α_1 - MG 44.3mg/L。便常规正常，潜血阳性。FBG：17.04mmol/L。餐后两小时血糖：8.12mmol/L。血浆糖化血红蛋白：7.00%。凝血四项：纤维蛋白原9.99g/L，PT 16.3s，APTT 56.6s，INR 1.34。血清肿瘤标志物（CEA、AFP、CA125、CA153、CA199）正常。病毒抗体系列：阴性。肺炎支原体抗体 <1：40。结明试验：阴性。感染结核T细胞检测：阴性。真菌抗原[（1，3）- β - D葡聚糖]：61.56pg/ml。血培养（入院第2日发热时抽取双上肢、双瓶，5天后结果回报）阴性。甲功甲炎：正常。复查CRP 304mg/L。自身免疫性肝病筛查：

AMA、LKM、ASMA 均阴性。T 细胞亚群：$CD3^+$ 218 个/μl，$CD4^+$ 150 个/μl，$CD8^+$ 63 个/μl。心电图：窦性心律，不完全性右束支传导阻滞。心彩超：主动脉瓣退行性变，静息状态下左室整体收缩功能正常。腰椎骨密度：T 值 －3.8。肝胆脾胰膀胱双肾彩超：肝多发囊肿，右肾实质内钙化，右肾囊肿。肺 HRCT：双肺及胸膜陈旧病变。双肺下叶小结节，双腋下淋巴结增大。

治疗上针对巨细胞动脉炎予甲强龙静点，详见图 18.1、图 18.2、图 18.3。针对糖尿病，对症应用拜糖平、捷诺维口服，地特胰岛素睡前皮下注射。入院第 4 天，患者如厕时出现头晕，由站立位跌倒，当时头部未着地，右下肢疼痛，BP 132/76mmHg，HR 78 次/分，右髋关节及右膝关节压痛阳性，急诊行骨盆平片及右膝关节正侧位，不除外右侧股骨粗隆间骨折，暂时患肢制动，矫正鞋固定。进一步完善双髋关节 3D－CT：左侧股骨术后改变，右侧股骨颈骨折；头 CT：双侧侧脑室前角旁小缺血灶；脑彩超：左侧椎动脉流速减慢（考虑与发育有关），余无明显异常；双侧颈动脉彩超未见明显异常。骨科针对右侧股骨颈骨折，建议可手术，也可保守治疗。患者及家属担心患者不能耐受手术，要求保守治疗，但因卧床后患者出现骨折侧下肢疼痛，最终手术治疗，术后一周可下床行走。针对巨细胞动脉炎，继续应用激素治疗，虽然患者未再发热，但每于激素减量时出现周身肌肉疼痛、CRP 升高，先后应用环磷酰胺、丙球、环孢素等药物治疗（图 18.1、图 18.2、图 18.3）。至出院时，患者仍口服甲强龙早 40mg，晚 20mg。出院后患者于当地定期复查血常规、血沉、CRP 等指标，激素逐渐减至 2 片/日维持，环孢素停用。

笔记

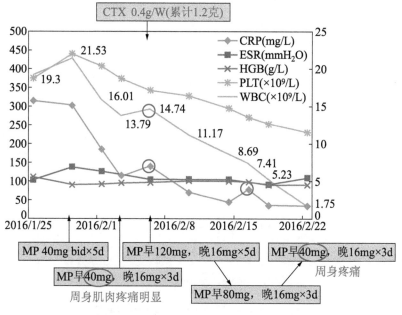

图 18.1　患者入院后症状、血沉、CRP、WBC、PLT、
HGB 变化及激素、环磷酰胺应用情况

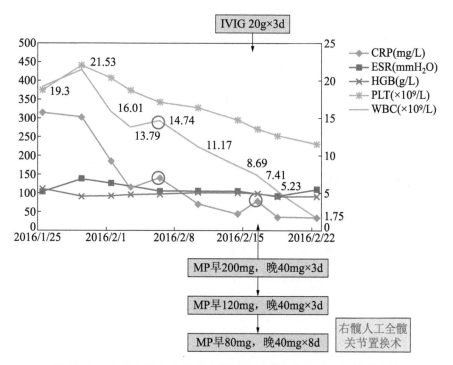

图 18.2　患者在再次出现肌肉疼痛及 CRP 升高后，调整激素及
加用丙球。之后行右髋人工全髋关节置换术

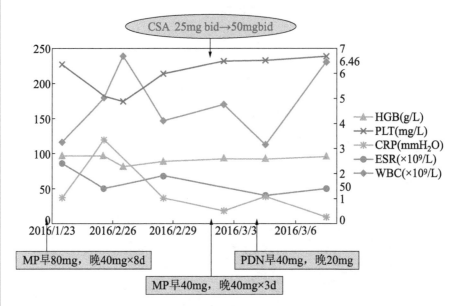

图18.3　患者手术前一天至术后激素、环孢素应用情况及
ESR、CRP等指标变化情况

一年后，患者再次出现发热、头痛，伴恶心、呕吐，自行加用激素至6片/日，症状无改善，再次于我科住院，化验CD4$^+$T细胞40个/μl，血培养提示产单核细胞李斯特菌，临床考虑合并产单核细胞李斯特菌败血症，予哌拉西林钠他唑巴坦4.5g q8h静点抗感染治疗，症状好转出院。

病例分析

巨细胞动脉炎（giant cell arteritis，GCA）是成人最常见的系统性血管炎，欧美发病率最高，我国少见。既往曾被命名为颞动脉炎、颅动脉炎、肉芽肿性动脉炎。GCA主要累及50岁以上患者颈动脉的颅外分支，累及血管的内弹力层和滋养血管。由于穿过硬脑膜的颅内动脉缺乏这些结构，故很少累及。典型的三联征包括颞部头痛、间歇性下颌运动障碍、失明。其中最严重的并发症是不可逆的视觉丧失。

GCA 病理改变为坏死性血管炎。早期淋巴细胞聚集仅限于内外弹力层或内膜，晚期出现血管内膜增厚和显著的细胞浸润，重者血管全层可受累，可见动脉壁的透壁性炎症和肉芽肿（含有多核组织细胞、异物巨细胞、组织细胞），淋巴细胞（主要是 CD4$^+$T 细胞），少量浆细胞和成纤维细胞，很少见到纤维素样坏死。炎症活动部位可见血栓形成（可再通）。

GCA 除典型的三联征外，还可有不适、乏力、发热、食欲缺乏、体重下降等全身症状，以及头痛及头皮触痛、间歇性下颌运动障碍、大动脉受累、一过性脑缺血及卒中，但很少侵犯肺血管。GCA 还可出现大关节关节积液。40%～60% 具有风湿性多肌痛（PMR）症状，其中 20%～40% 以 PMR 为首发。

GCA 的实验室检查改变可有血沉加快，CRP 增高，轻度贫血，补体增高，对诊断缺乏特异性。颞动脉活检诊断特异性达 100%，阳性即可诊断。22%～30% 的颞动脉彩超超声可出现低回声晕轮征（halo sign），即血管壁的水肿，敏感性 73%～86%，特异性 78%～100%。激素治疗后低回声晕轮征可以消失。

GCA 的诊断参照美国风湿病学会（ACR）1990 年制定的巨细胞动脉炎分类标准：①发病年龄≥50 岁，出现症状或发现异常的年龄≥50 岁；②新发生的头痛：新发生的或不同性质的局限性头痛；③颞动脉异常：颞动脉触痛或搏动减弱，与颈动脉硬化无关；④ESR 升高：ESR≥50mm/h；⑤动脉活检异常：以单核细胞为主的浸润或常伴有多核巨细胞的肉芽肿性炎症为特征的血管炎。满足上述 5 条中至少 3 条。诊断的敏感性为 93.5%，特异性为 91.2%。

治疗上糖皮质激素是首选药物，40～60mg/d。如有近日视力明显下降，可应用甲强龙 500~1000mg 冲击治疗。病情控制后需逐渐减量，减至泼尼松每日 10mg 以下维持。免疫抑制剂可选择甲氨蝶呤、环磷酰胺、硫唑嘌呤等。还可应用小剂量阿司匹林 75~150mg/d 预防缺血症状。难治性 GCA 可考虑应用生物制剂、TNFi、IL-6 受体拮抗剂。严重血管狭窄可考虑球囊血管成形术。

本病例为老年女性，发热伴头痛及周身肌肉疼痛，颞动脉迂曲，触痛阳性，头皮触痛阳性，化验血沉明显加快，虽未行颞动脉彩超及活检，但住院期间相关化验检查结果不支持感染、肿瘤、AAV 等疾病，诊断巨细胞动脉炎明确。患者应用激素治疗后症状及指标有改善，但随着激素减量再次出现症状反复，加量后症状改善，但激素难以减量。回顾整个住院过程，患者在住院 1 个多月的时间里，激素的用量一直都在每公斤体重 1mg 以上，并且需要加用环磷酰胺、环孢素等免疫抑制剂和丙球，考虑患者为难治性巨细胞动脉炎。那么对于难治性病例的激素起始治疗剂量如何选择，是否选择冲击剂量更适合尚缺乏相关回顾性或前瞻性文献的支持。另外对这样的难治性病例，初始治疗的激素类型是否可以考虑抗感染作用更强的地塞米松亦不明确。

IL-6 是一种前炎症性细胞因子，与 GCA 相关。托珠单抗是 IL-6 受体拮抗剂，在既往个案报道和小样本病例研究中对难治性 GCA 有效。虽然住院期间建议患者应用，但由于当时 IL-6R 拮抗剂在国内外尚无 GCA 的适应证，加之患者和家属顾虑药物的不良反应，没有同意应用。在患者出院后不久，即有托珠单抗在国外获批 GCA 适应证的消息。患者本身高龄，住院期间骨折，没能应用托珠单抗更早开始激素减量，实属遗憾。所幸在出院后的随访过程中患者激素和免疫抑制剂减量顺利。

在随访一年后，患者再次出现发热，头痛，伴恶心、呕吐，激素加量后无改善，是考虑疾病反复，还是另有其他原因。我们考虑患者为老年女患，有基础疾病 GCA，长期应用激素和免疫抑制剂，处于免疫妥协状态，再次发热、头痛，并有恶心呕吐等脑膜炎的症状，应首先明确是否合并感染，最终在血培养中找到了答案——合并产单核细胞李斯特菌败血症，临床考虑合并产单核细胞李斯特菌致脑膜炎型败血症。因患者未同意行腰穿，故未能从脑脊液的检测中进一步得到证实。产单核细胞李斯特菌是一种食源性致病菌，致病性强。在自然界分布很广，土壤、水、人和动物粪便中均可存在，常伴随 EB 病毒引起传染性单核细胞增多症，也可引起脑膜炎、败血症等。产单核细胞李斯特菌为兼性厌氧菌，营养要求不高，在普通培养基上能生长。最适生长温度为 30～37℃，在 4℃能生长，可进行冷增菌，意味着可于冰箱冷藏条件下生长。可通过眼及破损皮肤、黏膜进入体内而造成感染，孕妇感染后通过胎盘或产道感染胎儿或新生儿，也会引起女性阴道、子宫颈的感染，性接触也是本病传播的可能途径。产单核细胞李斯特菌进入人体是否得病与菌量和宿主的年龄、免疫状态有关，易感者多为新生儿、孕妇、40 岁以上的成人，以及免疫功能缺陷者。产单核细胞李斯特菌具有嗜神经性，感染者常有中枢神经系统受累。一旦合并颅内感染，临床死亡率达 20%～70%。治疗上首选氨苄西林静点。该患通过有效的抗感染治疗，最终获得好转出院。

病例点评

本例 GCA 在治疗上对激素需求较大，且静脉大剂量应用 1 个月以上才能逐渐过渡到口服，符合难治性 GCA。生物制剂，特别是托珠单抗在 GCA 治疗的有效性方面已经得到证实并获批相关适应证（国外），可考虑为难治性 GCA 的初始治疗药物。患者在出院后长期应用激素和免疫抑制剂，处于免疫妥协状态，合并产单核细胞李斯特菌败血症，表现出类似 GCA 活动的症状，提醒我们即使既往诊断明确，在出现症状反复时仍需按照诊疗常规进行感染等疾病的排查和鉴别，以免误诊。

（方　芳）

019

以泌尿系统及皮肤症状
起病的肉芽肿性
多血管炎一例

病历摘要

  患者，男性，30岁，以"排尿困难伴发热40余天，皮疹1个月"为主诉入院。

  患者40余天前无明确诱因出现排尿困难，尿频、尿急、尿流变细，伴有发热、干咳，体温最高39℃，于当地医院行泌尿系统超声及肺CT检查（图19.1A），提示前列腺增大，左肺尖密度均匀团块影，占位？予二代头孢抗感染治疗，同时留置导尿，治疗3天发热干咳无明显缓解，体温维持在37~38℃，后转至当地结核病医院，行肺增强CT检查（图19.1B），提示左肺上叶两个囊状低密度灶，周围肺组织内见淡片状磨玻璃密度影，增强后囊壁明显强化，其内可见液性低密度影，PPD及T-spot检查阴性，超敏CRP及血

111

沉升高，结核感染诊断依据不足，遂转至上级医院就诊，完善检查：肺 CT 提示肺脓肿可能性。泌尿系统超声提示前列腺增大。精囊睾丸附睾阴囊内容物超声提示双侧精囊腺增厚，右侧附睾炎。癌胚抗原、总前列腺特异抗原、复合前列腺抗原、糖类抗原 125 正常，结核感染 T 细胞检测、结核抗体阴性，G 试验及 GM 试验阴性，痰结核分枝杆菌及非结核分枝杆菌菌种鉴定阴性，尿抗酸染色阴性，痰培养阴性，痰细胞学检查可见上皮细胞形态基本正常，提示炎症。全身骨显像、颅脑 MRI 平扫及增强、心脏超声未见异常。就诊过程中出现左背部 1 处及左下肢小腿 3 处皮疹，大小为 2 ~ 3cm，逐渐高出皮面，压之疼痛，有波动感，同时出现鼻塞症状，小腿病损部病理提示镜下检查可见真皮深部及皮下组织内大量的中性粒细胞，较多的嗜酸性粒细胞、淋巴细胞、组织细胞及少许多核巨细胞浸润，多个微脓疡结构，部分组织细胞呈栅栏状排列并包绕脓疡；脂肪间隔增宽，其内有较多的胶原纤维增生，部分皮下脂肪小叶大片状变性、坏死，多个小血管壁有纤维素样变性、坏死，较多的红细胞溢出，其上真皮浅中部散在慢性炎性细胞浸润，表皮未见明显异常，病理诊断左小腿部脂膜炎、血管炎改变。导尿过程中患者出现睾丸疼痛，超声检查提示右侧附睾炎，因考虑不除外留置导尿导致的附睾炎，遂拔除尿管并予左氧氟沙星静点，发热、干咳、鼻塞、皮疹及排尿困难症状均无缓解，为明确诊断于我科就诊。

复查肺 CT（图 19.1C）提示左肺上叶团块影伴空洞，肺脓肿可能大。鼻窦 CT 提示双侧鼻窦炎，左侧上颌窦囊肿，鼻中隔轻度弯曲。PR3 - ANCA 阳性。因患者存在上呼吸道（鼻窦、上颌窦炎症），下呼吸道（肺部占位及空洞），皮肤（病理提示脂膜炎、血管炎），泌尿生殖系统（前列腺增大、附睾炎症）受累，化验 PR3 -

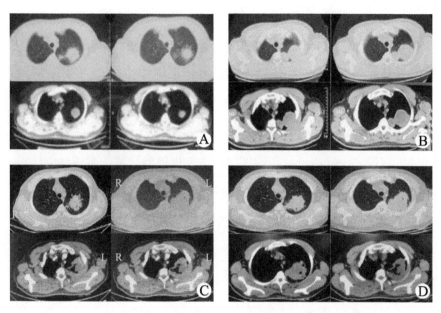

注：A. 肺CT（2016年5月10日）：左肺尖可见密度均匀团块影。

B. 肺CT（2016年5月16日）：左肺上叶可见两个囊状低密度灶，周围肺组织内淡斑片状磨玻璃低密度影，增强后囊壁明显强化，其内可见液体密度影。

C. 肺CT（2016年6月14日）：左肺上叶不规则团块影，密度不均，其内可见不规则空洞及小气液平，临近胸膜牵拉增厚。

D. 肺CT（2016年6月23日）：左肺上叶可见不规则团块影，密度不均，周围伴多发小结节，其内见多发小空洞，临近胸膜牵拉增厚，局部细支气管壁增厚。

图 19.1　肺CT

ANCA阳性，且感染及肿瘤诊断依据不足，考虑系统性血管炎可能性大，建议患者完善肺组织穿刺病理活检，予甲强龙80mg日1次静点5天，清晨体温仍有升高，后改为甲强龙80mg日2次静点，体温恢复正常，皮疹、排尿困难、睾丸疼痛较前均有所缓解。肺组织病理见大量中性粒细胞浸润，可见多核巨细胞，于外院病理科会诊提示肉芽肿样病变，建议进一步完善结核相关实验室检查，PAS及六胺银染色阳性，阿利新兰染色阴性，抗酸染色阴性。复查肺CT（图19.1D）提示左肺上叶团块影伴小空洞，团块影面

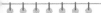

积较前无明显缩小，空洞较前缩小。因患者肺部 CT 提示左肺上叶团块影较浅，无明显缩小，且肺组织病理可见多核巨细胞，PAS 及六胺银染色阳性，故仍不能除外系统性血管炎并发结核及真菌感染的可能，故建议患者再次行肺组织穿刺活检以明确诊断，患者于首次肺穿刺活检 8 日后于我院再次行肺组织活检，病理结果回报：光镜所见：组织细胞、类上皮细胞聚集，多核巨细胞散在。免疫组化结果：CD4（ + ），CD8（ + ），CD15（ + ），CD68（ + ），CD38（ + ），六胺银染色（ - ），抗酸染色（ - ），CD34（血管 + ）。病理诊断：（肺穿刺）炎性肉芽肿性病变，倾向 Wegener 肉芽肿，请结合临床。综合 2 次肺组织病理活检及其他辅助检查结果，考虑诊断肉芽肿性多血管炎，改激素为甲泼尼龙片 32mg 日 1 次口服，加用环磷酰胺 0.4g 冲击治疗。患者病情平稳，体温正常，下肢皮疹愈合，排尿困难及睾丸区疼痛缓解，出院后激素逐渐减量，间断环磷酰胺冲击治疗。

病例分析

　　肉芽肿性多血管炎（granulomatosis with polyangiitis，GPA），也称韦格纳肉芽肿（Wegener's granulomatosis，WG），是一种主要累及小动脉及小静脉的坏死性肉芽肿性血管炎，典型表现是上呼吸道、肺受累和肾病变三联征，其中以上呼吸道表现最为常见。上呼吸道受累可表现为鼻旁窦炎、鼻窦炎、鼻塞、脓性或血性流涕，伴有或不伴鼻腔黏膜溃疡。肺部受累可表现为无症状性浸润、咳嗽、咳血、呼吸困难、胸痛等，典型的肺部影像学表现为多发、双侧的结节样空洞浸润，急性孤立的肺部病变需与细菌性肺脓肿相鉴别，亚急性或慢性病变需与肿瘤及结核、非结核分枝杆菌、真菌、奴卡

笔记

菌、放线菌等低毒力病原体感染相鉴别，肺活检在鉴别诊断中具有重要意义。肾脏损伤可表现为镜下血尿、蛋白尿、肾功能不全。典型的病理表现为纤维素样坏死性血管炎，无或寡免疫复合物沉积，常表现为局灶节段坏死性肾小球肾炎，可进展为典型新月体性肾小球肾炎。下泌尿系统及生殖系统损伤少见，可出现坏死性膀胱炎、尿道炎、睾丸炎、附睾炎、前列腺炎等。皮肤损伤表现为紫癜、多形红斑、斑疹、丘疹、皮下结节、坏死性溃疡及皮肤糜烂等。胞质型抗中性粒细胞胞浆抗体（cANCA）阳性对于诊断肉芽肿性多血管炎特异性非常高。本例病例以前列腺增大、精囊腺增厚等泌尿系统症状起病，逐渐出现肺内占位、空洞，皮肤溃疡，副鼻窦炎，发热，化验 PR3 – ANCA 阳性，两次肺活检提示肉芽肿性病变，并除外结核杆菌、真菌等感染及肿瘤后，最终确诊肉芽肿性多血管炎。

病例点评

1. 本例病例在疾病早期并没能将呼吸系统症状和泌尿系统症状联系起来，而是孤立地鉴别肺内占位的病因，导致了疾病诊断的延误，直到患者出现皮肤病变且行皮肤活检以后才考虑到系统性疾病的可能；

2. 肺组织病理活检对于肺内占位的鉴别诊断具有重要意义，特别是肿瘤或真菌感染，肉芽肿性多血管炎患者肺组织病理活检大多可见肉芽肿性病变；

3. 经皮穿刺肺活检结果受多种因素影响，如诊断不明，必要时需要反复多次穿刺活检以明确诊断。本例患者第 1 次肺活检因取材不佳，并未获得阳性结果，且受到 PAS 及六胺银染色假阳性的干扰，一度将诊断引入真菌感染的误区，但很快第二次活检就让肉芽肿性多血管炎的诊断拨开迷雾见云天。

（王嘉凯）

020

肉芽肿性多血管炎并发
感染性动脉瘤一例

病历摘要

患者，男性，66岁，因"发热、肾功不全2个月余"为主诉入院。

患者2个月前无明显诱因出现发热，最高体温38.8℃，无畏冷、寒战，伴有干咳，结膜充血，双腕、双踝关节肿胀，就诊于当地医院，"二代头孢"静点9天无好转，实验室及影像学检查：血肌酐：199μmol/L，C反应蛋白：134mg/L，cANCA阳性，PR3-ANCA阳性。尿常规：尿蛋白（1+），潜血（3+），24小时尿蛋白定量：1.346g/24小时。心脏彩超示：主动脉瓣退行性变；肺部HRCT：双肺上叶磨玻璃密度斑片影。结合病史及辅助检查，确诊为肉芽肿性多血管炎，给予糖皮质激素和环磷酰胺冲击等对症治疗后，体温正常，肌酐下降，出院后继续醋酸泼尼松50mg，日1次口服，并逐渐减量，再次入院前醋酸泼尼松30mg，日1次口服，环磷酰胺冲击累计3.0g。患者因"发热1天"再次入院，体温最高39℃，有发冷，无寒战，无咳嗽咳痰、无腹痛腹泻、无尿频尿急等呼吸系统、消化系统、泌尿系统相关临床表现。

入院查体：心率：110次/分，血压：145/85mmHg。心、肺、腹部、四肢关节、皮肤查体未见异常。

实验室检查：血常规：WBC 12.29×10^9/L，中性粒细胞 10.75×10^9/L，血红蛋白104g/L，血小板 287×10^9/L。C反应蛋白50.3mg/L。尿常规：蛋白微量，潜血阴性。空腹血糖：6.9mmol/L，餐后2小时血糖：8.4mmol/L。T细胞亚群：CD4 310个/μl。肾功能、凝血、D-二聚体等指标正常。

综上，患者在糖皮质激素及环磷酰胺规律治疗过程中，再次出现发热，考虑可能与感染相关，完善血培养、肺CT等相关实验室和影像学检查，排查感染，经验性给予莫西沙星0.4g静点，2天后患者体温恢复正常。入院第3天血培养报警提示革兰氏阴性杆菌生长，抗生素改为头孢哌酮钠舒巴坦钠3.0g，每8小时静滴。入院第5天双侧血培养结果提示：沙门杆菌。其他实验室检查未见异常，经感染科会诊，诊断为感染性发热，沙门菌血流感染，将抗生素改为头孢曲松2.0g，每日1次静点。患者肺CT：双肺陈旧病变。主动脉弓局限性膨隆，动脉瘤形成不除外（图20.1）。胸腹部大血管CTA：主动脉弓穿透性溃疡伴壁间血肿形成可能大（图20.2）。经血管外科、心脏外科、感染科多科室会诊，诊断为感染性发热，沙门菌血流感染，主动脉弓假性动脉瘤，感染性动脉瘤？建议充分抗感染，控制血压、血糖及肉芽肿性多血管炎病情后，可考虑行介入下覆膜支架手术。经头孢曲松抗感染6周后，复查胸腹部大血管CTA提示动脉瘤破溃口面积增加，瘤体积增大（图20.3），再经血管外科、心脏外科会诊，综合考虑，患者感染性动脉瘤不出外，不宜行介入手术。后患者就诊于北京某医院，行主动脉全弓置换手术，主动脉内壁培养结果为鸡 – 沙门杆菌。手术后 12 天因肾衰竭、心力衰竭抢救无效死亡。

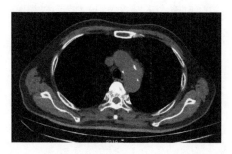

图 20.1　肺 CT 纵隔窗提示主动脉弓管壁可见
钙化斑块形成，局限性隆起

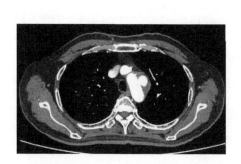
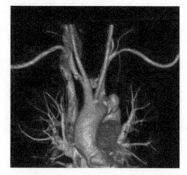

图 20.2　胸腹大血管 CTA 提示主动脉弓穿透性溃疡伴壁间血肿形成

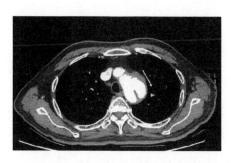
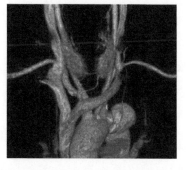

图 20.3　胸腹大血管 CTA 提示动脉瘤破口面积增加，瘤体积增大

病例分析

肉芽肿性多血管炎（granulomatosis with polyangiitis，GPA）是一种主要累及上、下呼吸道及肾脏的坏死性肉芽肿性血管炎，主要临床表现为上呼吸道、肺受累及肾脏病变。GPA多累及微动脉、微静脉和毛细血管等小血管，但中、大动脉亦可受累，也有伴发动脉瘤的病例报道，病理表现为动脉壁中性粒细胞、淋巴细胞等炎性细胞浸润。

沙门菌为革兰氏阴性杆菌，对人类具致病性的沙门菌包括伤寒沙门菌、副伤寒沙门菌、猪霍乱沙门菌、肠炎沙门菌等。沙门菌主要传染源为感染的家禽、家畜，通过被污染的食物、水及用具传染，各种来源于动物的食品有引起传播的可能。沙门菌易吸附于受损的动脉内膜，尤其是主动脉粥样硬化形成斑块的内膜，细菌可定植于动脉管壁，进而感染形成动脉瘤，感染性动脉瘤是沙门菌感染最严重的合并症。本例病例患者既往诊断GPA明确，患者因再次发热而入院，反复追问病史，入院前无恶心呕吐、腹痛腹泻等相关临床表现，但血培养及外院的主动脉内壁培养均提示沙门菌，而且血管CTA提示主动脉假性动脉瘤形成，综合考虑患者诊断感染性动脉瘤明确。

病例点评

本例GPA患者诊治过程中出现罕见、死亡率极高的感染（感染性动脉瘤），考虑可能的因素：使用糖皮质激素和环磷酰胺治疗GPA使得患者处于免疫抑制状态，糖皮质激素易引起血糖控制不佳，导致感染容易发生；GPA 引起动脉壁炎症损伤，加之患者本身动脉硬化基础，为沙门菌感染后定植于动脉管壁、形成动脉瘤提供便利因素。

参考文献

1. Tomosugi T, Takahashi T, Kawase Y, et al. Accessory left gastric artery aneurysms in granulomatosis with polyangiitis: a case report and literature review. Nagoya J Med Sci, 2017, 79 (1): 75 – 83.

2. Ohta N, Waki T, Fukase S, et al. Aortic aneurysm rupture as a rare complication of granulomatosis with polyangiitis: a case report. J Med Case Rep, 2013, 7: 202.

3. 陈灏珠，林果为，王吉耀. 实用内科学. 14 版. 北京：人民卫生出版社，2013：503 – 504.

（邹　波）

021
以动脉周围炎为首发
表现的感染性
动脉瘤一例

📋 病历摘要

患者，男性，67岁，以"反复发热1周，腹痛6天"为主诉于2018年7月18日入院。

患者1周前无明显诱因体温升高，最高达38.8℃，畏寒、无寒战，未服药。6天前出现下腹持续性胀痛，以夜间为重，就诊于外院，完善相关检查。血沉60mm/h，尿常规：RBC 1133/μl，潜血（3+），肌酐108μmol/L，CRP 67.86mg/L，全腹CT提示腹膜后改变，考虑慢性主动脉周围炎（腹膜后纤维化?）可能性大，累及左侧输尿管。予头孢静滴3天（具体不详），体温未见明显下降。患者4天前腹痛难忍，予地塞米松5mg静点3次，腹痛缓解，体温恢复正常，现为求系统诊治入我科。

病来无皮疹，无口腔溃疡，无关节肿痛，无口干、眼干，无双手遇冷变白、变紫、变红，无心悸、气短，饮食、睡眠及精神状态可，乏力，二便正常，体重无明显变化。

既往史：既往体健，否认肝炎、结核等传染病史。否认外伤、手术、输血史。否认高血压、冠心病、糖尿病病史。否认过敏史。否认家族史。个人史：无吸烟、酗酒史等。

查体：体温：36.8℃，脉搏：80 次/分，呼吸：17 次/分，血压：141/73mmHg，神清，一般状态可，腹平软，无压痛、反跳痛及肌紧张，肝脾肋下未触及，Murphy's 征阴性，肝肾区无叩痛，未闻及病理性血管杂音，双下肢无浮肿，周身关节无肿胀，四肢肌肉无握痛。

辅助检查：PET－CT（我院门诊）：腹主动脉旁第 3～第 4 腰椎水平至左侧髂主动脉旁软组织增厚影，代谢增高，炎症病变不除外；胃底区胃壁代谢增高影，多考虑为炎性或生理性摄取。结肠镜未见异常。双肾及肾血管彩色超声多普勒：双肾动脉未见明显狭窄样超声改变，双肾周未见明显低回声及无回声。心脏彩色超声多普勒＋心功能：主动脉退行性改变，静息状态下左室整体收缩功能正常。血常规：白细胞（WBC）12.43×10^9/L，中性粒细胞（NE）9.76×10^9/L，中性粒细胞比例 77.8%。肝功：γ－谷氨酰转移酶（GGT）76U/L。风湿三项：类风湿因子（RF）15.50IU/ml，C 反应蛋白（CRP）90.50mg/L。血沉（ESR）48mm/h，血清蛋白电泳：白蛋白（ALB）50.7%，α_1 球蛋白 6.3%，α_2 球蛋白 11.6%。免疫球蛋白：IgA 4.31g/L。凝血四项：PT 14.5s，APTT 47.9s，Fg 6.87g/L。T 细胞绝对值及亚群：CD3 378 个/μl，CD4 292 个/μl，CD8 80 个/μl。尿常规：蛋白质微量，潜血（3＋），红细胞每高倍视野 78.53/HPF，红细胞 431.90/μl。粪便隐血试验阳性。肾功、心肌酶、血尿酸、血脂、补体、肝炎、HIV、梅毒、风湿抗体系列（8项）、ANA3组合、ANCA、抗心磷脂抗体、结核结明、T-spot、血清肿瘤标记物、血IgG4、血尿淀粉酶、便常规未见异常。

诊治经过： 入院后患者考虑诊断为腹主动脉周围炎，腹膜后纤维化可能性大，予激素甲强龙40mg日1次静点治疗5天，辅以保胃、补钙、促进钙吸收、调节免疫等对症支持治疗，入院后收缩压明显升高，最高达183mmHg，请心内科会诊，除外心源性疾病。入院后第6天因腹痛加重，调整为甲强龙120mg日1次静点，第7天患者腰痛进行性加重，复查全腹CT示腹主动脉下段及周围改变，符合腹膜后纤维化改变（图21.1）。4小时后患者腹痛难忍，行全腹增强CT示腹主动脉下段动脉瘤伴壁间血肿（图21.2），腹主动脉CTA示腹主动脉末端动脉瘤伴破裂可能性大（图21.3）。转入血管外科行腹主动脉瘤切除，切除瘤体送术中病理，提示为血管壁组织，证实为动脉瘤，遂行Y型人工血管置入、腹腔冲洗术。双侧血培养47小时后回报沙门菌肠炎血清型阳性，诊断为感染性腹主动脉瘤破裂，菌血症。术后应用万古霉素静点抗感染、抗凝治疗，患者腹痛缓解。

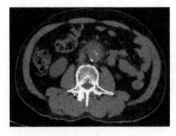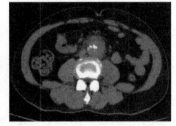

注：腹主动脉下段增粗，可见钙化管壁内膜，周围可见软组织密度影，前缘见模糊条片状影。

图21.1　2018年2月29日全腹CT平扫

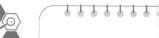

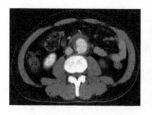 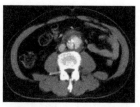 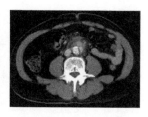

注：腹主动脉下段增粗，其内可见线状透亮影，管壁见钙化，周围可见软组织密度影，增强扫描可见钙化，前缘见模糊条片影。

图21.2 2018年2月29日全腹增强CT

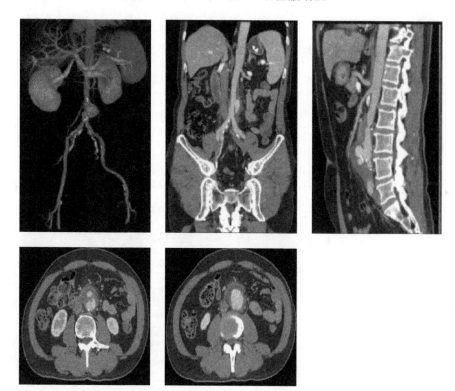

注：腹主动脉散在钙化斑块影，末端管壁见囊状隆起影，周围见略低密度影及条索影环绕，管腔未见显著狭窄。

图21.3 2018年2月29日胸腹大血管CTA

病例分析

本例患者为老年男性，以反复发热、腹痛为主诉入院，急性起病，既往体健，无吸烟、酗酒史，CRP显著增高，ESR增快，全腹

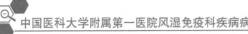
CT 平扫及 PET – CT 均提示腹主动脉旁软组织影。患者以腹主动脉周围炎为首发表现，因考虑腹膜后纤维化可能性大收入风湿科治疗。入院后应用足量激素曾有 CRP 下降（表 21.1），但腹痛未见显著缓解，复查全腹 CT 示腹主动脉下段增粗，前缘见模糊条索状影。后因腹痛进行性加重行全腹增强 CT 及腹主动脉 CTA，结果提示腹主动脉下段动脉瘤伴破裂，转入血管外科行腹主动脉瘤切除术，术中病理证实为动脉瘤，行 Y 型人工血管置入术，结合血培养结果提示沙门菌阳性，诊断为感染性腹主动脉瘤破裂，术后予抗感染、抗凝治疗，患者腹痛缓解。

表 21.1　患者入院后炎性指标及治疗

	日期	2018 年 7 月 19 日	2018 年 7 月 23 日	2018 年 7 月 26 月
化验指标	WBC($\times 10^9$/L)	8.67	12.43	15.76
	NE($\times 10^9$/L)	80.8	77.8	81.3
	HGB(g/L)	132	134	134
	PLT($\times 10^9$/L)	321	348	315
	CRP(mg/L)	90.5	45.5	31.4
	ESR(mm/h)	48	—	—
治疗	甲强龙（静点）	40mg	40mg	120mg
	抗感染（静点）			可乐必妥 0.5g

动脉瘤是指由于先天或后天性疾病造成的主动脉壁正常结构的破坏，尤其是动脉壁弹力纤维层的破坏，导致主动脉局部或多处发生扩张或者膨大的病理现象。腹主动脉瘤（abdominal aortic aneurysms，AAA）是最常见的动脉扩张性疾病，其定义为动脉扩张为正常动脉直径的 1.5 倍以上，以脐周或左上腹搏动性肿物、慢性腰（背）痛、局部压迫症状为主要临床表现。多数 AAA 没有明显的症状，但瘤体一旦破裂出血可危及生命，住院期间死亡率高达 45.2%。

笔记

AAA 病因复杂，主要与动脉粥样硬化有关，占 AAA 的 95%，特殊类型的 AAA 包括炎性 AAA、感染性 AAA 和 AAA – 下腔静脉瘘。与常见的动脉粥样硬化性 AAA 相比，特殊类型的 AAA 因其发病原因、瘤体解剖形态的特殊性更易发生破裂，因此早期诊断是提高特殊类型 AAA 救治成功率的关键环节。影像学检查是动脉瘤诊断的主要方法，彩色超声多普勒是动脉瘤的主要筛查方法，CT 和 MRI 是诊断本病和随诊判断疗效的主要检查方法，其中 CTA 是动脉瘤，尤其是特殊类型动脉瘤的重要诊断工具。

感染性 AAA 由 Osler 于 1885 年首次报道，发病率低，占所有 AAA 的 0.7% ~ 3.0%，创伤、免疫力低下、高龄、动脉硬化、感染的患者更易罹患该疾病，但感染性 AAA 病情凶险，死亡率高达 70%，死因主要为 AAA 破裂及脓毒血症。常见的致病菌为沙门氏菌、葡萄球菌、链球菌。感染性 AAA 的基本病理改变是主动脉壁的感染性炎症反应，感染病变可穿透主动脉壁并蔓延至主动脉周围组织，可累及脊柱、腰肌、胃肠道等。2001 年 Oderich 等提出感染性 AAA 的主要特征为：①发热、CRP 及 ESR 升高，白细胞升高，血培养阳性。②CTA 及三维重建技术对感染性动脉瘤的诊断价值较高，表现为局限性不规则的主动脉扩张而缺乏瘤壁钙化、多灶性囊状动脉瘤、主动脉壁周低密度软组织肿块或可见气体、主动脉管径急速扩张。③术中腹主动脉壁周可见炎性肉芽肿或脓液，标本培养阳性。治疗主要手段为抗感染联合手术治疗，其中，早期足量抗生素治疗及术后抗生素治疗尤为关键。

需要与感染性 AAA 鉴别的 AAA 主要包括炎性 AAA 和动脉粥样硬化性 AAA。炎性 AAA 的概念由 Walker 于 1972 年提出，其特征性表现为动脉壁的显著增厚和动脉瘤周围纤维化，占 AAA 的 4% ~ 9%，预后相对较好。与动脉瘤周围腹膜后纤维化和特发性腹膜后纤维化统称为主动脉周围炎（chronic periaortitis）。主动脉周围炎是一组特发性纤维炎性疾病的总称，是源自腹主动脉的纤维炎症反应扩展到腹膜后、包绕临近组织而引起的一系列临床综合征。特发性腹膜后纤维化为腹膜后纤维组织沿动脉周围增生、包绕输尿管等周围组织，从而引起相应临床症状；动脉瘤周围腹膜后纤维化为炎性 AAA 周围的炎性纤维组织包绕周围器官。这三者具有相似的组织学特点：动脉内膜粥样变性、中膜变薄、外膜炎症（淋巴细胞和浆细胞浸润）、不同程度的动脉外膜和动脉周围纤维化炎性动脉瘤呈灰白色瓷样变，纤维化组织呈无细胞结构，偶见钙化。炎性 AAA 主要表现为慢性腰背痛、血沉加快、体质量下降"三联征"，可出现 ANA 阳性，CTA 表现为动脉壁弥漫增厚、纤维化，常伴动脉周围低密度斑片影或条索影等动脉周围炎和腹膜后纤维化的影像学表现，累及周围器官或组织时，呈典型的"灯罩征"（mantle's sign）改变。目前炎性动脉瘤直径小于 5cm 时主要依靠药物治疗，激素和免疫抑制剂如环磷酰胺或硫唑嘌呤治疗能够成功控制炎症发展，缓解疼痛等临床症状；动脉瘤直径超过 5cm 时需手术治疗以防止动脉瘤破裂。而动脉粥样硬化性 AAA 患者多为老年男性，常合并高血压、冠状动脉硬化性心脏病等基础疾病，主要病因是动脉粥样硬化引起动脉壁缺血，导致动脉壁中层坏死，弹力纤维和胶原纤维降解、损伤，使腹主动脉壁机械强度下降，局部血管壁扩张或膨出。影像学上扩张的腹主动脉多呈梭形或纺锤形，病变段内膜不光滑，常伴有附壁血栓、动脉壁多发钙化，较少出现动脉周围炎表现。

病例点评

1. 疑诊腹膜后纤维化的患者，应首先注意与动脉瘤、腹腔及腹膜后感染及肿瘤等疾病鉴别，CT 平扫对腹膜后纤维化、AAA 及肿瘤的诊断价值有限，全腹增强 CT 有助于以上疾病的鉴别，而动脉 CTA 和三维重建技术是 AAA 诊断的重要工具，不仅能够明确诊断，并且能够确定病变部位的大小、范围及毗邻关系，更能为临床治疗方案的选择提供依据。

2. 腹膜后纤维化、炎性 AAA 和感染性 AAA 在影像学上均可出现腹主动脉周围炎表现，疑诊腹膜后纤维化患者，如激素治疗效果有限、腹痛进行性加重，需警惕 AAA 或 AAA 破裂；当患者出现突发性剧烈腹痛、腹部搏动性肿块或血压降低（或休克）时，应高度怀疑 AAA 破裂。

3. AAA 患者出现反复发热，白细胞、CRP 和血沉升高，需警惕感染性动脉瘤，血培养和腹部动脉 CTA 有助于感染性动脉瘤的诊断。感染性 AAA 瘤体可在短期增大，破裂风险高，一经诊断，应早期行足量抗生素和手术治疗。

4. 血源性感染患者，免疫力低下或应用激素期间，可缺乏高热、白细胞升高等感染证据。在此情况下，血培养反复阳性对于血源性感染性疾病的诊断及治疗具有重要参考价值。

参考文献

1. Antonopoulos C N, Kakisis J D, Andrikopoulos V, et al. Predictors affecting in-hospital mortality of ruptured abdominal aortic aneurysms: a Greek multicenter study. Ann Vasc Surg, 2014, 28 (6): 1384-1390.

2. Lai C H, Luo C Y, Lin P Y, et al. Surgical consideration of in situ prosthetic replacement for primary infected abdominal aortic aneurysms. Eur J Vasc Endovasc Surg, 2011, 42 (5): 617-624.

（王家宁）

022
疑似真菌感染的肉芽肿性多血管炎一例

病历摘要

患者，女性，58岁，主诉：反复发热、耳部不适1年余，双眼充血5月余。

现病史：患者2016年8月于田间打理腐烂的豆角后出现耳部不适，并逐渐出现发热，最高体温达39℃，无寒战，略有活动后气短，咳少许白黏痰，无咳血，无盗汗。于外院行肺CT（图22.1A）见双上肺团块影，先后予多种抗生素治疗无好转。化验：真菌抗原显著升高，疑"肺真菌感染"，应用"伏立康唑"，后续以"伊曲康唑"口服治疗，体温降至正常，但仍有气短，行肺活检后考虑"肉芽肿病变，肺真菌感染不除外"，出院继续予"伊曲康唑"并加用激素"强的松"30mg日1次口服，口服激素后耳部不适好转。

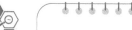

出院 1 个月后患者自行停用强的松，于 2016 年 12 月复查肺 CT（图 22.1B），提示病灶明显吸收，停用抗真菌药物。2017 年 4 月患者于家中种植花木，松土后再次出现发热，最高达 39℃，无咳嗽、咳痰，再次就诊于外院，完善肺 CT（图 22.1C）见双上肺空洞形成。痰培养：2 次均培养出热带假丝酵母菌。考虑"肺真菌感染"，再次予抗真菌治疗，诉体温未降至正常，并逐渐出现双眼充血，伴眼部磨砂感，在外院予多种抗生素滴眼液及局部应用"地塞米松"球后注射治疗后，体温降至正常、眼炎好转。于当地医院再次加用强的松 30mg 日 1 次口服。为明确下一步诊治方案就诊于我科。

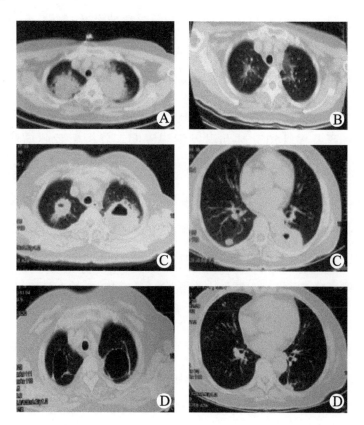

图 22.1

既往史：高血压病病史 8 年。脑梗死 3 年，无肢体活动障碍。

查体：T：36.6℃，双眼充血，鼻梁无塌陷。双肺未闻及干湿性啰音，心率 80 次/分，心律齐，各瓣膜听诊区未闻及病理性杂音，腹软，无压痛，肝脾肋下未触及，双下肢无水肿。四肢关节无红肿、压痛，四肢肌力正常。

诊治经过：入院后完善血管炎及感染等相关检查：尿蛋白及潜血阴性，肝肾功未见异常，ESR 44mm/h，CRP 11.2mg/L，cANCA（+），PR3 - ANCA（+）。T - spot（-）。T 细胞亚群正常范围。真菌抗原 <10pg/ml，曲霉菌半乳甘露聚糖（GM）检测 0.72μg/ml（+/-），烟曲霉 IgG 抗体检测 183.09AU/ml（+）。痰培养：2 次均培养出热带假丝酵母菌。电测听提示感觉神经性耳聋。鼻窦 CT：提示副鼻窦炎。复查肺 CT（图 22.1D）见空洞液化坏死已吸收。患者拒绝再次取病理活检，外院病理会诊：CD68（+），PAS 染色（-），六胺银（-），抗酸（-）。病理诊断：（肺）纤维组织增生伴大片坏死及局灶肉芽肿和淋巴细胞浸润。分析患者此前诊治经过，2 次发病及治疗过程中在外院均存在应用抗真菌药物和激素同时应用，无法判断是哪种药物真实起效。故先停用激素，单服用抗真菌药物伊曲康唑治疗。激素逐渐快速减量，至 2017 年 10 月停用。2017 年 11 月患者在应用伊曲康唑治疗中再次出现发热，最高 39℃，伴再次双眼巩膜充血，伴鼻塞，鼻部疼痛，复查肺 CT（图 22.2A）：原有已好转病变部位再次出现渗出影及气液平。

患者再次入我院，入院完善辅助检查：血常规：白细胞 14.6×10^9/L，血小板 703×10^9/L。CRP：132.3mg/L，cANCA（+），PR3 - ANCA（+）。补体升高。最终诊断肉芽肿性多血管炎（GPA），停用抗真菌药物。加用强的松 1mg/kg 日 1 次口服及环磷酰胺 1.0g 每月 1 次冲击治疗，患者无发热，眼炎好转，鼻塞及疼痛好转，

2017 年 12 月复查肺 CT（图 22. 2B）：炎症吸收。

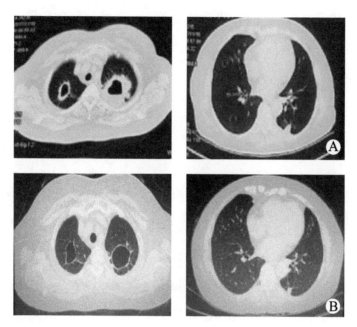

图 22. 2

病例分析

  本病例患者为老年女性，病史辗转 1 年余，以肺受累为主。肺部受累在 GPA 患者中十分常见，临床可表现为咳嗽、咯血、呼吸困难、胸痛，肺浸润，是最常见的肺部影像学特点，亦可有多发或单发的大小不等的结节和空洞形成。本例患者疗效评估以肺部病变演变为主线。GPA 影像学表现临床上常误诊为肺结核、肺脓肿、肺癌、真菌病等。本例患者无典型结核中毒症状，且结核相关检查 T – spot 阴性，病理未见分枝杆菌病特征性病理表现。应用广谱抗生素无效及治疗的多变性又除外了肺脓肿及肺癌。患者起病初有可疑腐烂物质接触史，多次化验真菌感染实验室检查结果阳性，使本病例高度疑似肺真菌感染。且在外院存在抗真菌药物和激素同时应

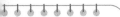

用，无法判断是哪种药物真实起效。所以我们大胆尝试单独应用抗真菌一种药物观察，并对患者严密随访。且经过单独应用抗真菌药物后无效，单独应用激素治疗有效，除外了真菌感染。最终确诊 GPA。

病例点评

既往曾有文献提及真菌感染可能是肉芽肿性多血管炎发病的一种诱因，故在以后的临床工作中，应注意真菌感染与肉芽肿性多血管炎的鉴别诊断。在真菌感染与肉芽肿性多血管炎诊断及鉴别诊断不完全清楚的时候，病理可以提供诊断帮助。且在临床中避免多种药物同时应用而误诊，如病情允许，单药应用的密切观察随访对患者的诊治起尤为重要的作用。既避免了多种药物同时应用的不良反应，又可明确诊断，使进一步的治疗更具针对性，且可减轻患者的经济负担。

（刘儒曦）

023
嗜酸性肉芽肿性多血管炎
并发肠道多处穿孔一例

📋 病历摘要

患者，男性，46岁，因"喘息伴咳嗽咳痰2个月，四肢麻木1周"为主诉，于2016年3月入我院心血管内科。

患者入院2个月前无明显诱因出现活动后气喘，伴咳嗽、咳黄痰，于我院呼吸科门诊就诊，先后予以头孢类、左氧氟沙星及氨曲南治疗效果不佳，且均出现双下肢皮疹，口服氯雷他定后症状略缓解。入院1周前自觉四肢麻木，伴胸闷、心悸，于急诊就诊，见肌钙蛋白升高（4.915ng/ml），存在心肌损伤，收入我院心内科。入院后营养心肌治疗，同时完善相关检查：肺CT提示双肺炎症，WBC 23.96×10^9/L，EO 1.53×10^9/L，因嗜酸细胞升高，请我科会诊，进一步完善相关检查：CRP 27.70mg/L，ESR 41.5mm/h，IgG

21.10g/L，IgE 1099.00IU/ml，pANCA 和 MPO‑ANCA 阳性，cANCA、PR3‑ANCA 阴性；肌电图示：右正中神经运动神经诱发电位未引出，左正中神经运动神经传导速度减慢，诱发电位波幅减低，左右正中神经感觉神经传导速度正常，诱发电位波幅降低；骨髓穿刺除外血液系统疾病。诊断嗜酸性肉芽肿性多血管炎（eosinophilic granulomatosis with polyangiitis，EGPA），转至我科进一步诊治。

转科后，予以甲强龙 80mg 静点，并继续营养心肌、抗感染及支持治疗，5 天后不适症状明显好转，但仍略觉四肢麻木，因现感染不除外，暂未应用环磷酰胺治疗。嗜酸细胞及肌钙蛋白降至正常后出院，院外继续予以甲泼尼龙 40mg 日 1 次口服治疗。

出院 5 天后患者自觉四肢麻木加重，伴剧烈腹痛，再次于我院就诊，查体全腹无压痛，腹部超声检查可见胆囊增大饱满，胆囊壁粗糙，经消化科会诊，考虑胆囊炎，但不能解释患者弥漫性腹痛，完善腹部 DR，全腹增强 CT（图 23.1），胃镜，肠系膜动脉造影，除胆囊增大外，均无明显异常，外科除外急腹症及需要紧急手术必要，故考虑 EGPA 累及胃肠道可能性大，予以甲泼尼龙 1000mg 冲击 3 天。期间，患者腹痛症状略有缓解，但仍较明显。冲击治疗结束后，患者突然视物不能 6 小时，请眼科会诊考虑右眼视网膜中动脉阻塞，加用山莨菪碱球后注射，甲泼尼龙加量至 250mg 日 1 次静点，3 天后继续甲泼尼龙 40mg 日 1 次静点。患者仍存在剧烈腹痛，但查体无明显压痛，应用解痉挛药物无明显效果。1 周后患者腹痛剧烈难忍，伴恶心、呕吐，全腹增强 CT 可见腹腔内游离气体（图 23.2），考虑空腔脏器破裂，转入肝胆外科行肠黏连松解术及肠切除吻合术，术中见距回盲部 100～200cm 处回肠 4 处穿孔，直径 1～2cm 不等，部分肠管血运不佳，给予部分切除，断端吻合，其余回肠予以浆肌层缝合，病理提示肠壁坏死伴大量脓细胞浸润（图

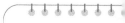

23.3）。术后因存在低氧血症转入 ICU 治疗。患者病情好转后出院，随访至今，患者长期应用激素及环磷酰胺治疗，并规律于我科门诊复查调整激素及免疫抑制剂方案，病情平稳，未复发。

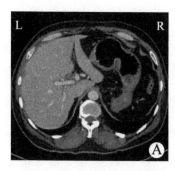
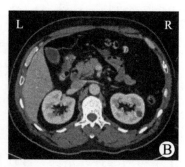

注：肝门部胆管、部分胆总管管壁略增厚、强化，胆囊不大，胆囊壁增强显示轻度增厚，强化较均匀，轮廓欠光滑。

图 23.1　患者腹痛时腹部增强 CT

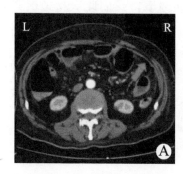
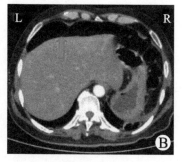

注：腹腔内下可见多发气体密度影（蓝色箭头为游离气体）。

图 23.2　突发弥漫性腹膜炎时增强 CT

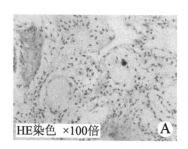
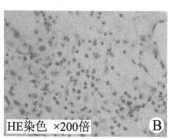

注：肠壁坏死，见大量脓细胞浸润，少量嗜酸细胞浸润。

图 23.3　小肠穿孔术后病理

病例分析

　　EGPA 又称 Churg – Strauss 综合征或变应性肉芽肿性血管炎。是一种以累及中、小血管为主，多器官多系统均可受累的 ANCA 相关性血管炎，在40% 的患者中可以见到 ANCA 阳性。临床症状逐渐进展，前期主要表现为持续数年的哮喘、鼻息肉或慢性鼻窦炎，后逐渐出现因嗜酸性粒细胞增多导致的器官受累，如肺、心脏和消化道，甚至影响周围神经系统、肾脏和皮肤。胃肠道受累可能与血管炎同时发生或先于其发生，预后不良。小肠是胃肠道中最常受累的部位，其次是胃和结肠。

　　根据1990 年 ACR 中 EGPA 诊断标准，我们此次报道的患者有喘息病史，曾因鼻息肉做过手术，有副鼻窦炎，嗜酸性粒细胞 > 10%，肌电图证实有周围神经受累，符合 EGPA 的诊断。该病例的特殊性在于 EGPA 累及多个脏器（心脏、呼吸系统、眼、皮肤、消化系统），以消化系统为主，特别是发生了消化道穿孔，且腹部查体始终没有明显压痛，致胃肠道受累始终无法明确。

　　分析患者小肠穿孔原因，该患者腹痛的症状出现在大剂量激素冲击之前，胆囊炎并不能解释弥漫性腹痛的症状，解痉挛治疗效果不佳，且术后患者继续长期应用激素至今，病情控制稳定，未再复发，亦未再出现消化道穿孔，因此，即便后期病理回报未见明确肠道肉芽肿形成，但我们亦考虑穿孔原因为 EGPA 累及消化道，导致消化道穿孔可能性大。但后期针对 EGPA 累及消化道，我们给予了大剂量激素冲击治疗，亦不能除外激素的使用加重了小肠缺血，最终导致肠坏死穿孔可能。对于 EGPA 患者合并小肠穿孔，由于均为单发，并未见系统综述，但可查及数篇病例报道。原发疾病累及消化道可能致小肠穿孔，特别是多脏器受累的患者。大部分病例肠穿孔均出现于应用激素期间或之后，故穿孔原因不能除外与应用激素相关，其中一篇文献报道提及患者为初治即伴腹痛，应用口服激素之后腹痛加剧，最终诊断小肠穿孔，该病例与我们报道的这位患者类似，均可能为原发病累及胃肠道，后应用激素加重肠缺血坏死。经激素治疗的 EGPA 患者如出现腹痛，应警惕消化道溃疡及穿孔可能。

病例点评

EGPA 患者 5 年的生存率为 62%～97%，心脏、胃肠道等重要脏器受累大大增加了该病的死亡率。因此选择适当的治疗方案，对于 EGPA 的患者来讲显得尤为重要。根据 Pagnoux 等人在 2007 年提出的对 EGPA 预后有重要作用的五因素（five - factor score，FFS）评分原则（以下每一项 1 分：胃肠道受累、神经受累、心脏受累、蛋白尿 >1g/24h，血肌酐 >141μmol/L），FFS≥1 分即应在使用激素的基础上，加用环磷酰胺治疗。该患者存在神经系统、心脏、胃肠道受累，但因初治时可能存在肺内感染，环磷酰胺暂未应用，在应用大剂量激素基础上仍出现病情逐渐加重，且既往曾有一例多脏器受累，并伴小肠穿孔的 EGPA 病例，患者病情重，最终因严重并发症死亡，这些均提醒我们，对于 EGPA 累及重要脏器的患者，应于除外感染或感染好转后，尽早应用环磷酰胺治疗。

我们此次报道的病例腹痛近 1 个月，查体无明显压痛及确切定位体征，完善检查均未发现明显异常，这提示小肠受累的体征较为特殊，即使疼痛程度很剧烈，亦可能没有明确的腹部定位体征。日本有应用胶囊内镜检出 EGPA 患者小肠坏死渗出，及时明确腹痛原因的报道。对于 EGPA 出现类似腹痛症状的患者，应注意考虑有无小肠坏死及穿孔可能，多学科互相配合，及时完善内镜（包括胶囊内镜）检查或剖腹探查可能减低肠穿孔后腹腔感染及未来出现腹腔黏连，继发肠梗阻等并发症的概率。

（刘旭东）

笔记

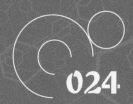

024
以急性腹痛首发的肉芽肿性
多血管炎合并弥漫性
肺泡出血一例

病历摘要

　　患者，女性，28岁，1个月前感冒后全腹绞痛，程度剧烈，腹泻，伴发热，偶有咳嗽，无痰，当地完善肺CT（图24.1）及肾脏彩超无明显异常，给予二代头孢抗感染、止痛、解痉治疗无好转，疑似急腹症转入我院急诊，完善全腹增强CT提示：结肠及直肠扩张积液，伴多发肠内容物。后收入消化内科病房，对症治疗后腹痛略缓解，但仍有阵发性疼痛。完善肠系膜上下动脉CTA未见明显血管异常，部分肠管扩张。消化内科经过科室病例讨论，患者有排气及排便，结合腹部增强CT考虑无法由单纯肠道疾病来解释。后因免疫球蛋白升高、尿蛋白（3+）、潜血阳性、PR3 - ANCA（+）（2次）、CRP升高，请我科会诊。

141

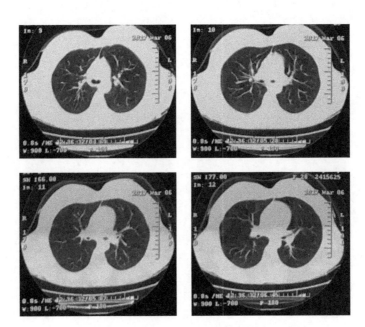

图 24.1　2017 年 3 月 6 日丹东市中心医院肺 CT

追问病史，患者 20 年前患鼻炎，时有脓血涕，于当地曾行鼻中隔偏曲手术，后鼻骨逐渐出现塌陷，未在意。患者现有耳鸣，四肢麻木明显，发热，咳嗽逐渐加重。查体：鞍鼻，左眼结膜明显充血，呼吸略促，腹软，脐周有压痛，无反跳痛及肌紧张。辅助检查：血 WBC $17.4 \times 10^9/L$，NE $14.1 \times 10^9/L$，HGB 113g/L，PLT $374 \times 10^9/L$；FIB 6.46g/L，D - D 5.6μg/ml；ALB 26.4g/L，肝酶学正常，肌酐正常；降钙素原 0.1ng/ml；便潜血阳性；尿蛋白（3 +），尿中满视野畸形红细胞/每高倍镜视野下；PR3 - ANCA（ + ）(2 次)；CRP 76mg/L；ESR 86mm/h，肌电图呈现神经源性损伤，抗生素治疗无效，且入院后咳嗽逐渐加重，无明显气短，我科会诊考虑 ANCA 相关性血管炎［肉芽肿性多血管炎（GPA）可能性大］，建议完善肺 HRCT，提示双肺弥漫性实变影（图 24.2）。再次复查血常规：HGB 与 1 周前对比明显下降至 54g/L。结合患者出现咳血痰、气短症状，血氧分压急剧下降至面罩 10 升/分吸氧，血氧饱和度于 80% ~

笔记

85%波动，考虑肉芽肿性多血管炎合并弥漫性肺泡出血，立即给予甲强龙500mg日1次静点，人免疫球蛋白20g日1次静点，对症面罩吸氧，联合环磷酰胺0.4g每周1次冲击，1周后咳血明显减少，血氧分压逐渐上升至95%左右（2升/分吸氧），结膜充血、腹痛及发热均缓解，复查CRP 3.2mg/L，HGB 80g/L，复查肺HRCT提示双肺阴影较前有好转（图24.3），尿蛋白1 + ~2 +。激素逐渐减量至50mg/日口服，好转出院，现规律于我科门诊随诊已8个月，尿蛋白阴性，肺HRCT无明显异常（图24.4），一般状态良好。

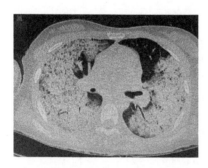
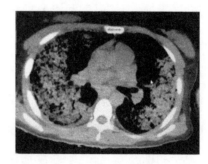

图24.2　2017年4月20日我院肺HRCT（肺窗、纵隔窗）

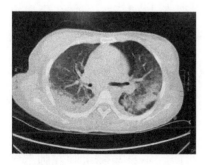
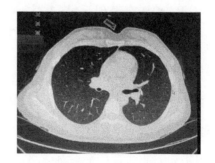

图24.3　2017年5月2日　　　图24.4　2017年11月
我院肺HRCT　　　　　　　　　我院肺HRCT

病例分析

　　ANCA 相关性血管炎（AAV）不仅仅可有肺肾、外周神经、耳、眼、鼻受累，亦可出现胃肠道肠系膜血管炎、肠系膜上动脉血栓等，出现腹痛，类似于急腹症的症状，需通过血化验、全腹增强 CT 及肠系膜动脉 CTA 等鉴别。弥漫性肺泡出血（diffuse alveolar hemorrhage，DAH）是以咯血、呼吸困难、贫血和影像学呈弥漫性肺泡浸润或实变为特征的临床综合征。AAV 合并 DAH 预后差，病情进展迅速。AAV 合并 DAH 的发生率各家报道不一，Philip 等对单中心的一组 20 例 AAV 合并 DAH 的报道中，MPA 17 例，GPA 2 例，EGPA 1 例。表明 MPA 合并 DAH 的情况更多一些，而 GPA 及 EGPA 合并 DAH 病例较少见，但本病例考虑为肉芽肿性多血管炎（GPA）合并弥漫性肺泡出血。国内外研究结果显示，DAH 可发生于起病初期及接受正规糖皮质激素和免疫抑制剂治疗过程中，在 AAV 整个病程中都应警惕 DAH。

　　DAH 临床表现无特异性，明显咯血者占 41.7%。血红蛋白下降对于无明显咯血者是一个重要线索。肺功能检测呈限制性通气障碍，低氧血症伴过度通气，肺弥散功能（DLCO）增高，结合临床背景对 DAH 有重要提示意义。DAH 的胸部 X 线片示双侧弥漫、不对称或局灶性肺泡浸润影伴空气 – 支气管充盈征，病变集中于肺门周围或两肺底部。无咯血或咯血量很少时，不易与肺水肿或肺部感染相区别，2~3 天后肺出血吸收成网状影，完全吸收需 1~2 周。如反复出血可导致间质纤维化。部分 X 线片病变不明显的患者，胸部 CT 可发现双肺多发毛玻璃样影。此外，双肺多发的实质浸润在 DAH 患者胸部 CT 中也很常见。对于临床不典型的患者，支气管镜检查可明确有无脓液或其他病原学证据，以及有无肺出血。另外，肺活检标本的肺泡腔中发现大量充满含铁血黄素的巨噬细胞，这对于 DAH 的诊断具有重要意义。DAH 患者容易出现肺肾综合征，但肺肾受累不一定平行。DAH 的发生与 AAV 疾病活动有关。AAV 合并 DAH，即使及时采用大剂量激素 + 免疫抑制剂治疗，死亡率依然很高。血浆置换清除抗体被认为是一种有效的治疗方法。Philip 等报道的 20 例小血管炎伴弥漫性肺泡出血的患者经血浆置换全部缓解。而在北京协和医院风湿免疫科研究中，行血浆置换的 5 例中 4 例死亡，原因可能在于入选患者的病情严重程度不同。

降低 AAV 合并 DAH 死亡率的关键在于早期诊断和及时治疗。尤其对于不是以肺肾受累为首发表现的非典型病例，可能初诊科室并非风湿科，那么在积极排除其他疾病后，应密切观察症状，及时复查相关指标，请相关科室会诊。虽然患者在当地医院近期肺 CT 无明显异常，但患者入院后出现咳嗽症状，要予以重视，复查肺 HRCT、血气分析、肺功能 + 弥散等，结合患者既往鼻骨塌陷，耳鸣，结膜炎，尿蛋白、尿潜血阳性，四肢麻木等多系统受累，炎性指标升高，不能用感染解释，PR3 - ANCA 阳性，应考虑系统性血管炎。诊断后尽早予大剂量甲强龙（500～1000mg）冲击治疗，尽早联合环磷酰胺 0.4g 每周静点或隔日 0.2g 静点，足量人免疫球蛋白、免疫吸附或血浆置换治疗，若合并肾衰竭同时需透析治疗，适当应用抗生素预防感染。

🔲 病例点评

1. 该患者以腹痛为首发症状，并非系统性血管炎典型表现，完善相关检查后消化科专科医生排除急腹症可能，并且完善 ANCA 等

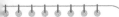

相关检查，发现多脏器受累趋势，及时请我科会诊，为诊断抢得了时间。

2. 该病部分患者进展迅速，一经疑诊或诊断，应密切关注患者症状，定期复查肺 HRCT、血气分析、血尿常规、CRP、血沉等指标。

3. 患者年轻，身体基本素质较好，诊断较及时，给予了大剂量甲强龙冲击联合环磷酰胺治疗后病情于 1 周内得到控制，预后较佳。该病在病情允许情况下，建议血浆置换，可进一步清除自身抗体。对于部分肾功能不全的患者需要透析治疗，而对于急性肺泡出血、氧合指数明显下降的患者需要呼吸机辅助通气治疗。合并上述情况的预后差，死亡率高。因为此病具有肺、肾、胃肠道、神经系统、皮肤、五官等多器官受累的特点，希望广大内外科医师对该病有一定的了解。

（田百玲）

025 伴有肾周弥漫出血的显微镜下多血管炎一例

病历摘要

患者，女性，73 岁，以"发热 2 个月，伴左下腹疼痛 10 天"为主诉入院。

2017 年 11 月 4 日无诱因出现发热（Tmax 38.2℃），伴畏冷，咳嗽，无痰，伴有左下腹疼痛，于外院化验提示 HGB 94.0g/L、CRP 187.2mg/L，尿蛋白（2 +），心彩超提示全心大，肺 CT 示双肺下叶肺炎，对症给予舒巴坦钠等治疗，无好转。后疑诊"血管炎"转入我科治疗。患者病来有视物模糊、听力下降，有口干、眼干，无口腔溃疡。偶有胸闷、气短，可平卧。腹痛，无腹胀、腹泻，四肢麻木、关节及肌肉酸痛，近 2 个月体重下降 5kg。

查体：睑结膜苍白，口腔无溃疡，双肺呼吸音粗，未闻及干湿性啰音，腹软，轻压痛，无反跳痛及肌紧张，双下肢轻度浮肿，余无异常。

辅助检查：血常规：HGB 62g/L。血肌酐 194μmol/L。乳酸脱氢酶 426 U/L，C 反应蛋白 120.60mg/L。pANCA 阳性（＋）。MPO - ANCA 阳性（＋）。尿系列（肾病实验室）：蛋白质（＋＋），红细胞数 60～70/HP，80% 异常形态。ANA 阴性、T 细胞亚群、T - spot、乙肝六项，以及支原体检查均无异常。血培养未见致病菌生长。肺部 HRCT：双肺气肿。双肺炎症改变可能大、双侧胸腔积液。全腹增强 CT：左肾被膜下血肿（图 25.1），出血原因待定。双肾小囊肿，盆腔积液，左侧胸腔积液，脊柱侧弯。心彩超提示全心大，主动脉硬化，左室舒张功能降低。

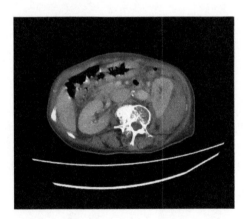

图 25.1　全腹增强 CT：左肾被膜下血肿

诊断：显微镜下多血管炎、肾周出血、肾功能不全、肺内感染。

治疗：入院后紧急行肾周出血介入手术（图 25.2）：左肾动脉造影起始段略狭窄，末梢血管纤细，迂曲，弥漫性小动脉瘤样扩张（考虑与血管炎有关）。左肾中段分支局部可见血管扩张及少量造影剂外溢改变，将微导管选择性插入段动脉，注入 350～550μm 明胶海绵颗粒一包，再次造影，局部末梢血管消失。术后予以甲强龙

80mg 日 1 次静点 5 天，甲强龙 40mg 日 1 次静点 3 天，环磷酰胺 0.2g 隔日 1 次（共 2 次），舒普深 3.0g 日 2 次抗感染治疗，体温控制平稳。出院继续口服激素及免疫抑制剂治疗。

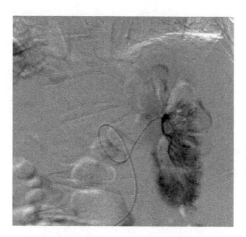

注：左肾动脉造影起始段略狭窄，末梢血管纤细，迂曲，弥漫性小动脉瘤样扩张。

图 25.2　肾周出血介入术

病例分析

1948 年 Davson 等首次提出在结节性多动脉炎中存在一种以节段性坏死性肾小球肾炎为特征的亚型，称之为显微镜下多动脉炎（MPA），因为其主要累及包括静脉在内的小血管，故现多称为显微镜下多血管炎。1990 年的美国风湿病学会血管炎分类标准并未将 MPA 单独列出，因此既往显微镜下多血管炎大多归属于结节性多动脉炎（PAN），极少数归属于韦格纳肉芽肿（WG）。2012 年 Chapel Hill 将 MPA 定义为累及全身小血管（小动脉、小静脉、毛细血管），无或寡免疫复合物沉积的坏死性血管炎，坏死性血管炎可能存在于小动脉或中动脉。MPA 表现为坏死性肾小球肾炎、肺毛细血管炎及无肉芽肿性炎症形成。本例以发热起病，合并听力、视力下降及四肢麻木，化验检查：pANCA（＋），MPO－ANCA（＋）。尿常规：蛋白质（＋＋），红细胞数 60～70/HP，80% 异常形态。临床未发现肿瘤、感染性心内膜炎及其他结缔组织病。因此，诊断显微镜下多血管炎明确。经激素及免疫抑制剂治疗反应良好，体温恢复正常，C 反应蛋白明显下降。针对肾周出血，经肾脏血管介入手术，患者血红蛋白升至 78g/L，考虑肾周出血已有所好转。因本例患者存在肾周出血，因此未建议患者行肾脏活检。

📋 病例点评

　　肾周出血最为常见的病因为新生物形成，良性以血管脂肪瘤最常见，恶性以肾细胞癌最常见。其次的病因为血管炎。其他原因如血液透析治疗、外伤、感染、肾脏移植及体外震波碎石术，特发性血肿极为罕见。血管炎中引起肾周出血最为常见的是 PAN，多为青壮年男性，新近出现高血压，突发腹部疼痛，伴有睾丸疼痛及腓肠肌握痛。本例患者临床特点不符合 PAN，肾脏动脉造影提示弥漫性小动脉瘤样扩张，且 pANCA（＋），MPO－ANCA（＋），故而诊断为显微镜下多血管炎。MPA 一经诊断应尽早给与激素及免疫抑制剂、血浆置换等治疗，针对肾周血肿，可行血管造影检查，若有活动性出血点，可行选择性动脉栓塞。目前国内尚未有文献报道 MPA 合并肾周出血的病例，现有关于 PAN 合并肾周出血的文献考虑选择性动脉栓塞疗效存疑。故 MPA 患者是否进行相关治疗，仍需积累经验。

（孙　涛）

026

以甲胎蛋白升高为主的自身免疫性肝病一例

病历摘要

患者，女性，19 岁，以"厌食伴周身皮肤、巩膜黄染 2 周"为主诉入院。

患者入院 2 周前无明显诱因出现厌食，尤其是油腻食品，伴有周身皮肤及巩膜黄染，进行性加重，伴尿黄，进行性加深，伴低热，体温最高可达 37.7℃，不伴有瘙痒、恶心、腹痛、腹泻，于当地医院予以多烯磷脂酰胆碱胶囊治疗，症状未见好转。遂来我院继续诊治。

既往体健，无过敏史，无长期服药史，无饮酒史，无肝炎等传染病史。无手术、外伤、输血史。

查体可见周身皮肤及巩膜黄染，肝脾肋下未触及，Murphy's 征

151

阴性，肝区叩痛，其余体征阴性。实验室检查：血清丙氨酸氨基转移酶测定（ALT）110U/L，血清天门冬氨酸氨基转移酶测定（AST）115U/L，血清直接胆红素测定（DBIL）47.3μmol/L，血清总胆红素测定（TBIL）71.9μmol/L，肝炎系列阴性，血常规未见明显异常，肝胆脾胰彩超提示肝脏弥漫性病变。腹部平扫CT提示肝硬化、脾大，胆囊炎症，胆囊息肉，肝S4、S6高密度影，考虑肝岛可能，肝硬化结节不除外。血沉（ESR）10.00mm/h，免疫球蛋白IgG 18.30g/L。免疫球蛋白IgG4 2.700g/L。补体C_3 0.59g/L。补体C_4 0.11g/L。抗核抗体（ANA）（+1:40）。抗线粒体抗体（AMA）（+1:40）。血清甲胎蛋白测定（AFP）267.20ng/ml。

转入我院后复查血细胞分析：白细胞计数（WBC）4.31×10^9/L，粒细胞比率（NE%）41.1%，血红蛋白浓度（HGB）104g/L，血小板计数（PLT）128×10^9/L。肝功：ALT 210U/L，AST 265U/L，血清碱性磷酸酶测定（ALP）141U/L，血清γ-谷氨酰转移酶测定（GGT）66U/L，血清白蛋白（ALB）28.9g/L，TBIL 81.9μmol/L，DBIL 57.3μmol/L。C反应蛋白测定（CRP）＜1.00mg/L。血清蛋白电泳：γ球蛋白30.2%。IgG 16.10g/L。IgG4 2.790g/L。C_3 0.43g/L。C_4 0.07g/L。AFP 309.20ng/ml，CA125 37.16U/ml，CA199 65.32U/ml。血浆凝血酶原时间（PT）22.4s，PT国际标准化比值（INR）1.91，血浆纤维蛋白原（Fg）1.39g/L，血浆活化部分凝血活酶时间（APTT）47.3s。肾功、血糖、血脂、尿常规、便常规、肝炎系列、梅毒、HIV、ANCA、T细胞亚群、SMA、肺CT、心彩超未见异常。肝胆脾胰彩色多普勒超声提示：肝硬化不除外，胆囊小息肉。全腹CT平扫+增强（64排）提示：肝脏改变，弥漫性肝损伤不除外。胆囊内小结节，息肉可能大。脾大。

入院诊断：肝功异常原因待查（自身免疫性肝炎可能性大）。治疗：予以多烯磷脂酰胆碱胶囊 456mg 日 3 次口服、还原型谷胱甘肽 2.4g 日 1 次静点、熊去氧胆酸胶囊 0.25g 日 3 次口服治疗。入院 1 周后复查：ALT 110U/L，AST 56U/L，GGT 66U/L，ALP 137U/L，ALB 25.7g/L，TBIL 46.9μmol/L，DBIL 34.0μmol/L，AFP 410.30ng/ml。同时予以输血浆纠正凝血功能。凝血功能纠正后，行肝活检病理：可见少许平滑肌细胞。患者及家属不同意再行肝活检检查。遂 3 天后复查指标：ALT 50U/L，AST 28U/L，GGT 68U/L，ALP 146U/L，ALB 27.8g/L，TBIL 32.5μmol/L，DBIL 14μmol/L，AFP 855ng/ml。建议予以激素试验性治疗，患者同意后，予以甲泼尼龙 24mg 日 1 次口服，连续 10 天，后复查指标：ALT 33U/L，AST 20U/L，GGT 46U/L，ALP 180U/L，ALB 33.12g/L，TBIL 27.6μmol/L，DBIL 17.1μmol/L，AFP 288.7ng/ml。停用激素，继续予以熊去氧胆酸胶囊治疗 1 周，后复查指标：AFP 45.67ng/ml，ALT 49U/L，AST 48U/L，GGT 31U/L，ALP 131U/L，ALB 37.64g/L，TBIL 22.4μmol/L，DBIL 13.7μmol/L。之后患者未再服药。

出院 1 个月后，复查：肝胆脾胰彩超提示肝实质回声粗糙，肝脏弥漫性病变，AFP 9.23ng/ml，ALT 25U/L，AST 27U/L，GGT 36U/L，ALP 92U/L，ALB 43.33g/L，TBIL 15.5μmol/L，DBIL 7.8μmol/L，即 AFP 及肝功完全恢复正常。随访至今，患者上述症状未再出现，生化指标正常。

病例分析

甲胎蛋白（AFP）是由胎儿肝细胞产生的一种糖蛋白。血清 AFP 水平在健康人群中低于 10ng/ml。生理状态下，女性怀孕时 AFP 可轻度升高。病理状态下，如肝细胞癌（hepatocellular carcinoma，HCC），慢性病毒性肝炎，生殖细胞肿瘤，胃、胆道、胰腺癌，AFP 水平往往升高。一般来说，当肝炎患者的 AFP > 400ng/ml，且在超声下发现超过 2cm 的增强信号，可被诊断为肝癌。在单纯酒精性及药物性肝病中，也可出现 AFP 的升高，但是水平多低于 100ng/ml。血清 AFP 升高，可导致肝细胞间交互改变，失去正常架构，如肝纤维化、肝硬化。而且，在肝硬化中，AFP 水平与转氨酶水平多呈平行关系。本文所述患者为年轻女性，急性起病，乏力，低热，黄疸，肝功异常，AFP 进行性升高，ANA（+），AMA（+），IgG 升高，IgG4 升高，补体减低，影像学检查提示肝增大，实质粗糙，否认饮酒史、药物史、过敏史、肝炎史、家族遗传史，由此，可除外药物、酒精、病毒引起的肝损伤。考虑自身免疫性因素引起肝损伤。自身免疫炎症反应引起肝损伤后，肝脏自身修复，肝细胞再生。AFP 在肝细胞再生过程中，由新生的肝细胞产生。当应用激素冲击治疗后，迅速抑制自身免疫炎症反应，减少肝损伤，肝细胞再生逐渐停止，AFP 逐渐恢复正常。

据目前资料显示，自身免疫性疾病中，出现与该患者临床表现最为相似的疾病为自身免疫性肝炎。自身免疫性肝炎（autoimmune hepatitis，AIH）是以女性发病为主，于青春期及绝经期前后高发的一种累及肝脏实质的慢性进展性自身免疫性疾病。目前认为，AIH 主要与 HLA‐DR3 及 HLA‐DR4 相关，病毒感染、环境和药物也可能是在遗传易感基础上的促发因素。常见症状为嗜睡、乏力，可伴有周身不适、恶心、厌食、右上腹不适或疼痛、黄疸、皮肤瘙痒、关节肌肉疼痛、皮疹、发热等。实验室特点主要为血清氨基转移酶升高，高免疫球蛋白 G，ANA 和（或）SMA 和（或）抗肝/肾微粒体抗体 LKM 阳性，典型组织病理可见界板区肝炎，淋巴细胞、浆细胞浸润，小叶性肝炎等。根据血清抗体，将自身免疫性肝炎分

笔记

为2型，1型 AIH（AIH－Ⅰ）是最常见类型，ANA 和（或）SMA
阳性；2 型 AIH（AIH－Ⅱ）为抗 LKM－1 和 LC－1 阳性。据目前资
料显示，自身免疫性肝炎 AFP 可轻度升高，但多不超过 200ng/ml。
当自身免疫性肝炎伴发肝癌时，AFP 可显著升高。但目前统计学资
料显示，自身免疫性肝炎伴发/引发肝癌发生率极低，仅为 4.59‰。
本例中，患者超声及 CT 扫描均未提示恶性肿瘤存在，仅提示肝实
质回声粗糙。所以，我们认为，本病例中 AFP 的异常显著升高，与
自身免疫性肝病相关，与肿瘤无关。遗憾的是，患者不同意行二次
肝穿刺，从而未取得更良好的病理支持，以明确诊断。但根据患者
的临床表现和应用激素冲击治疗后，病情迅速得到缓解的过程，虽
不够目前自身免疫性肝炎的诊断标准，但我们更倾向于该病的诊断
为自身免疫性肝炎，或者是我们目前未确定的自身免疫性肝病。

🏥 病例点评

　　本病例的特点是不明原因的 AFP 显著升高，不伴恶性肿瘤，且
与自身免疫疾病相关，应用激素后病情迅速得到缓解。但鉴于患者
肝脏超声持续提示回声粗糙，我们将继续进行随访，以探知患者是
否会进一步发展为肝硬化、肝癌，或逐渐恢复至完全正常，或再次
复发。综上所述，本病例证实了甲胎蛋白 APF 显著升高，不一定是
肝癌，也可能是自身免疫性肝病中发展变化的一个阶段。

（李羽佳）

027
斯蒂尔病一例

📋 病历摘要

患者，男性，15 岁，以"发热伴红色皮疹 10 余天"为主诉入院。

该患者于入院 10 余天前无明显诱因出现发热，体温最高 40℃，偶伴寒战，伴双侧颈部、手背、大腿大小不一、淡红色的斑点及斑片，不高于皮面，不伴瘙痒及疼痛，随体温升高降低而出现消退。口服扑热息痛后体温可降至正常。6～8 小时后，会再次出现体温升高，较多于每日约 22:00，及次日清晨 5:00 出现发热，体温处于 38.5～40℃。8 天前于当地医院查血细胞分析：WBC 9.56×10^9/L；心肌酶：LDH 320U/L；C 反应蛋白（CRP）92.4mg/L；血清铁蛋白 964.5ng/ml；自身抗体谱均为阴性，予阿奇霉素日 1 次静点（具体量不详）约1周发热皮疹无缓解。患者病来因发热偶有乏力，睡眠不良，无咳嗽、咳痰，无咽痛，无周身关节及肌肉疼痛。

既往史： 4年前曾行疝气手术。有青霉素过敏史。

查体： 查体右侧颈部可触及1个肿大的淋巴结，无触痛，质地稍硬，活动度差，双侧下颌各1处充血性红斑，心肺听诊未见异常，腹软无压痛。

诊治经过： 入院后完善化验：白细胞计数为16.91×10^9/L，中性粒细胞计数为14.76×10^9/L，C反应蛋白109.4mg/L，降钙素原为0.11ng/ml，血清铁蛋白为1346ng/ml，D-二聚体为1.29μg/ml，T细胞亚群示CD3 596个/μl、CD4 274个/μl、CD8 290个/μl，血浆纤维蛋白原6.12g/L，余类风湿因子、风湿抗体系列、病毒抗体系列、肥达外斐式反应、真菌抗原及肺炎支原体等均未见明显异常。共完善3次双侧血培养，均为阴性。腹膜后淋巴结彩超示：脾门部低回声，不排除副脾或淋巴结（大小约0.92cm×0.61cm）。肝胆脾彩超示：脾稍大，副脾，脾长径约11.76cm，脾厚约4.16cm；双颈部淋巴结肿大，右颈部大者约27.2mm×6.8mm，位于Ⅲ区，皮质稍增厚，回声不均匀，血流门样为主；左颈部大者约23.8mm×5.7mm，位于Ⅲ区，皮质稍增厚，回声不均匀，血流门样为主。肺HRCT、心脏彩超未见明显异常。淋巴结活检结果回报：（颈部）淋巴结组织异型增生。

入院诊断考虑斯蒂尔病可能性大，但患者于外院未系统抗感染治疗、CD4阳性T细胞计数减低且淋巴结活检提示异型增生，入院初始暂给予非甾体抗炎药及三代头孢类抗生素治疗，观察近5天发热及皮疹无改善，改为甲强龙早80mg，晚40mg静点，体温平稳3天后复查C反应蛋白43.00mg/L，血清铁蛋白为1396ng/ml，白细胞计数为12.77×10^9/L，AST 67U/L，ALT 107U/L，考虑病情好转，甲强龙减量至 40mg 日 2 次静点，随即再次出现发热，体温最高 39℃，无新发皮疹。C 反应蛋白 18.3mg/L，血清铁蛋白大于 2000ng/ml，白细胞计数为 14.03×10⁹/L，AST 44U/L，ALT 90U/L，T 细胞亚群示 CD4 176 个/ml，立即予甲强龙 80mg 日 2 次静点，并加用甲氨蝶呤 10mg 每周 1 次口服，体温正常 5 天后 C 反应蛋白 6.2mg/L，降钙素原为 0.46ng/ml，血清铁蛋白大于 2000ng/ml，白细胞计数为 9.41×10⁹/L，AST 44U/L，ALT 110U/L，再次评估为病情好转，甲强龙改为早 80mg 晚 40mg 静点，未再出现体温升高，但激素减量后出现前胸后背大面积皮疹，如图 27.1 所示。C 反应蛋白 3.9mg/L，血清铁蛋白大于 2000ng/ml，白细胞计数为 15.39×10⁹/L，ALT 115U/L，甲强龙再次 80mg 日 2 次静点 2 天后皮疹略好转后出院。

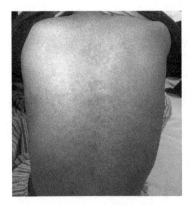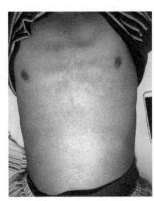

图 27.1　患者激素减量后新发后背及胸前皮疹

院外美卓乐早 10 片，晚 4 片口服，甲氨蝶呤 10mg 每周 1 次口服，门诊定期随访，1 周后皮疹消失，2 周后颈部肿大淋巴结消失。一般状态正常，未再出现发热、皮疹等不适，各项化验指标基本恢复正常。后期各项病理检查结果回报：骨活检未找到有形成份。骨穿报告可见骨髓有核细胞增生明显活跃，细胞形态正常。血小板散在可见。颈部淋巴结免疫组化结果：CD3（+），CD20（+），Pax-5（+），Bcl-2（+），CD21（+），CD10（-），Bcl-6（-），

CD30（散在＋），Ki-67（约20%＋），CD68（＋），TdT（-），EBV（-），CD99（-），本院病理诊断为淋巴组织增生，局部滤泡间区T细胞异型增生。北京某医院会诊，免疫组化CD21（滤泡网＋），CD20（灶＋），Pax-5（灶状＋），CD3（＋），CD30（散在＋），CD10（-），CD68（散在＋），TDT（-），EBV（-），Bcl-6（-），CD79a（-），Ki-67（＋20%～30%），病理诊断为淋巴组织增生。

病例分析

斯蒂尔病本是指幼年型慢性关节炎的系统型，但相似的疾病也可发生于成年人，称为成人斯蒂尔病（adult onset still's disease, AOSD）。最早由斯蒂尔（1897年）报道，其临床特征有长期不规则发热，伴有肝、脾、淋巴结肿大，贫血，白细胞增多，多发性关节炎，肌肉病变等。本病的病因尚不清楚，一般认为与感染、遗传和免疫异常有关。成人斯蒂尔病患者血液中肿瘤坏死因子、白细胞介素-1、白细胞介素-2、白细胞介素-2受体及白细胞介素-6水平升高；T辅助细胞减少，T抑制细胞增高及T淋巴细胞总数减少，提示存在细胞和体液免疫异常。该病多数患者预后良好，部分呈自限性，部分间歇发作。

本例患者为少年男性，以高热及皮疹起病，最高体温达40.4℃，持续超过1周，有典型的随体温升降而出现消退的皮疹，且非甾体抗炎药可退热。血液中白细胞明显升高，淋巴细胞计数增高，双侧颈部淋巴结肿大，脾大，伴肝功能异常，且RF及ANA均为阴性，三次血培养也呈阴性，血清CRP及铁蛋白明显升高，使用激素治疗有效，符合斯蒂尔病的诊断。但是在治疗过程中随着激素减量，发热和皮疹的症状反复发作，且皮疹表现加重，提示可能病情尚不平稳，随着激素的加量和持续应用并加用免疫抑制剂后好转。对于这类激素减量后病情波动明显的患者应早期加用免疫抑制剂，且激素用量及疗程可稍微放宽，实验室检查与临床症状改变并不完全同步，对于临床症状变化的观察尤为重要，本患者治疗过程中两次评估病情好转激素减量后都出现了临床症状的复发甚至加重，如何把握好斯蒂尔病诊疗过程中的治疗时机仍然是难点问题。

同时，我们也注意到该患者颈部淋巴结超声及病理提示的异常改变，淋巴瘤的鉴别诊断也是非常必要和迫切的，斯蒂尔病和淋巴瘤均可引起长期不明原因高热（体温高于38℃且持续2周以上），且它们的临床表现和化验检查有许多相似之处，如发病年龄均以青壮年为主，均可出现咽痛，肝、脾、淋巴结肿大，皮疹，胸腔积液，肝功异常，血白细胞升高，类风湿因子和抗核抗体阴性等，临床上很容易混淆。但因它们的治疗方法和预后不同，因此对这2种疾病进行鉴别非常重要。斯蒂尔病患者的发热常伴皮疹和关节症状加重，多数患者的一般情况良好，无明显中毒症状，皮疹昼隐夜现。淋巴瘤患者多有无痛性颈部或锁骨上淋巴结肿大突出，一般情况较差。斯蒂尔病患者的血清铁蛋白明显升高，往往高出正常高限的5倍。血清铁蛋白愈高，对斯蒂尔病的诊断愈有意义。血清铁蛋白截断值定为1250pg/L能最大程度兼顾敏感性和特异性。淋巴瘤患者往往出现乳酸脱氢酶明显增高，并随病变发展而进行性增高，β_2微球蛋白增高对诊断淋巴瘤也有参考价值。斯尔病患者的骨髓检查多为感染性骨髓象。淋巴瘤患者的骨髓检查可为非特异性或能找到RS细胞（霍奇金淋巴瘤），也可找到淋巴瘤细胞（非霍奇金淋巴瘤）。成人斯蒂尔病淋巴结病理一般为反应性增生。难以区分时应做免疫组化，必要时行核型分析、基因检测及TCRY基因重排。

🗃 病例点评

　　斯蒂尔病目前认为是一种变态反应的表现，严重者可导致体内"炎性因子风暴"，引起多系统多器官功能损伤，可能继发于感染、过敏等多种疾病，在分类定义时又与全身炎症反应综合征等疾病有一定的重叠。本病例患者在诊断过程中发现异型淋巴细胞增生改变的肿大淋巴结，并在治疗期间病情反复波动，其诊断和治疗有一定的难度，这类患者应坚持长期随访以观察疾病演变及远期疗效。

（刘海娜）

028
妊娠中期合并成人斯蒂尔病继发巨噬细胞活化综合征一例

病历摘要

患者，女性，24岁，妊娠5个月，以"发热伴皮疹1个月"为主诉入院。

患者于1个月前无明显诱因出现发热，体温最高达39.5℃，畏寒，偶伴寒战。发热可自行消退，用"退热药"效果不佳。伴咽痛及皮疹，皮疹分布于躯干及四肢，呈充血疹，发热时加重。于当地医院应用青霉素及多种头孢菌素（具体剂量不详）治疗症状加重。遂考虑成人斯蒂尔病（adult onset Still's disease，AOSD）可能性大，加用地塞米松10mg/d静脉滴注，病情控制不佳并出现双膝关节肿痛转入我院。

体格检查： 一般状况可，躯干及四肢散在充血性皮疹，咽红，扁桃体无肿大，脾区叩痛阳性，双侧踝关节及膝关节略肿胀，四肢肌力 5 级，全身浅表淋巴结未触及，余查体未见异常。

辅助检查：白细胞 $19.2 \times 10^9/L$，当地骨髓穿刺检查提示骨髓增生异常活跃，以粒系为主。血清 ALT 70U/L，AST 106U/L，γ-谷氨酰转移酶（GGT）133U/L，C 反应蛋白（CRP）41mg/L，红细胞沉降率（ESR）88mm/h，肝炎、EB 病毒及巨细胞病毒检测均阴性，结核抗体、肥达反应、外斐反应、支原体检测未见异常。3 次血培养均阴性。10 天后转入我院时白细胞 $7.8 \times 10^9/L$，中性粒细胞比率 0.73，红细胞 $2.22 \times 10^{12}/L$，血红蛋白 74g/L，血小板 $135 \times 10^9/L$。ALT 407U/L，AST 1069U/L，GGT 534U/L。血清白蛋白 31.5g/L。肾功能正常，血钙 1.99mmol/L，D - 二聚体 5.62μg/ml，血浆纤维蛋白原 5.68g/L，网织红细胞计数正常。血清铁蛋白测定 > 2000μg/L，血清叶酸及维生素 B_{12} 正常。便潜血弱阳性，尿潜血及蛋白均阴性。补体 C_3 1.72g/L，补体 C_4 0.44g/L；免疫球蛋白 IgG 4.16g/L，IgA 0.55g/L，IgM 0.46g/L。蛋白电泳：α_1 球蛋白 8.1%，α_2 球蛋白 16.9%，β 球蛋白 17.8%，γ 球蛋白 9.8%。甘油三酯 3.15mmol/L。抗核抗体及抗可提取核抗原（ENA）抗体均阴性。血清肌酸激酶 363U/L，血清乳酸脱氢酶（LDH）1200U/L，血清总胆红素（TBIL）8.0μmol/L，血清直接胆红素（DBIL）2.1μmol/L。胎儿三维 B 超提示宫内中期妊娠，单活胎，胎儿心率稍快。心脏彩色多普勒超声提示射血分数 67%，心包积液（极少量），静息状态下左室整体收缩功能正常，未见瓣膜赘生物。肺部高分辨率 CT 提示左肺下叶小斑片影，左侧胸膜局限性肥厚，心脏增大。脾脏超声提示脾大。

诊治经过：入院诊断：AOSD 继发巨噬细胞活化综合征（macrophage activation syndrome，MAS）可能性大，妊娠状态。再次给予骨髓穿刺，同时给予地塞米松 15mg×2d，20mg×3d 静脉滴注，联合环孢素 50mg 每日 3 次口服治疗。同时给予保肝药及熊去氧胆酸，并停用抗生素及退热药。患者体温控制仍不理想，最高可达 39.3℃。复查血常规：白细胞 $3.5 \times 10^9/L$，中性粒细胞比率 0.76，红细胞 $2.06 \times 10^{12}/L$，血红蛋白 68g/L，血小板 $135 \times 10^9 g/L$，CRP 19.4mg/L。ALT 39U/L，AST 79U/L，GGT 264U/L。骨髓涂片提示噬血现象（图 28.1），继续目前治疗，同时加用英夫利西单抗（商品名：类克）200mg 静脉滴注 1 次。次日患者体温逐渐下降，并于第 3 日恢复至正常。复查血常规：白细胞 $20.96 \times 10^9/L$，中性粒细胞比率 0.85，红细胞 $2.48 \times 10^{12}/L$，血红蛋白 79g/L，血小板 $340 \times 10^9/L$。病情平稳 7d 后引产。此后将地塞米松替换成甲泼尼龙每天早 24mg，晚 16mg 口服，甲氨蝶呤 10mg/周口服，注射用重组人 II 型肿瘤坏死因子受体 - 抗体融合蛋白（商品名：益赛普）25mg 皮下注射，每周 2 次。患者病情平稳，继续应用甲泼尼龙片 24mg/d，甲氨蝶呤 10mg/周，注射用重组人 II 型肿瘤坏死因子受体 - 抗体融合蛋白 25mg 皮下注射，每周 1 次治疗。复查血常规：白细胞 $6.84 \times 10^9/L$，中性粒细胞比率 0.74，红细胞 $3.88 \times 10^{12}/L$，血红蛋白 120g/L，血小板 $231 \times 10^9/L$；CRP < 1mg/L，TBIL 6.7μmol/L，血清铁蛋白 54.67μg/L，LDH 136U/L。

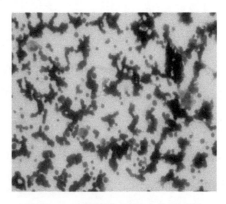

图 28.1 骨髓涂片提示噬血现象

病例分析

本例患者为 24 岁妊娠中期女患，以高热、皮疹为首发症状，化验提示白细胞升高，肝功酶学异常，经抗炎治疗无效，诊断 AOSD，后续发生全血细胞减少，骨髓穿刺发现噬血现象，故而诊断 MAS。本例患者为难治性 AOSD，进展快，后继发 MAS，应用糖皮质激素和免疫抑制剂后病情仍难以控制，但对肿瘤坏死因子拮抗剂敏感，应用后病情迅速得以控制，进而维持治疗。

AOSD 是一种以高热、一过性皮疹、关节炎（痛）和白细胞升高为主要表现的综合征。AOSD 以 16~35 岁女性居多，其病因和发病机制至今尚不完全清楚，目前认为可能与遗传、感染、免疫紊乱等因素有关。对于妊娠与 AOSD 的关系，目前尚无定论。

MAS 的出现可能为疾病本身特性基础上由抗生素或退热药促发。尽早停用诱发 MAS 的药物对改善 MAS 的预后至关重要。MAS 属于风湿免疫性疾病相关的噬血细胞综合征（hemophagocytic syndrome，HLH），是由多种因素引起淋巴细胞和组织细胞非恶性增生，产生大量细胞因子而导致的一种以持续发热，肝脾淋巴结肿大，全血细胞减少，凝血功能障碍等多系统损伤为主要表现的临床综合征。MAS 诱因多为药物（如非甾体抗炎药、抗癫痫药、甲氨蝶呤、柳氮磺吡啶、金制剂），感染，潜在恶性肿瘤或自身免疫病（AOSD、系统性红斑狼疮、幼年特发性关节炎）等。目前 MAS 的诊断主要参照国际组织细胞协会 2004 年颁布的 HLH 诊断标准。诊断要求具备下列 8 项中至少 5 项：①发热；②脾肿大；③外周血 2 系或全血细胞减少，血红蛋白 <100g/L（或 90g/L，适用于年龄 <4 周的新生儿），血小板计数 $<100 \times 10^9/L$，中性粒细胞计数 $<1.0 \times 10^9/L$；

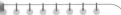

④可溶性 CD25≥2400U/ml；⑤甘油三酯水平升高（≥3mmol/L）或纤维蛋白原（FIB）水平降低（≤1.5g/L）；⑥骨髓、脾、淋巴结或脑脊液中发现噬血现象；⑦自然杀伤细胞功能下降或丧失；⑧铁蛋白≥500μg/L。

MAS 与 AOSD 关系密切，二者有许多相似之处。发热、网状内皮系统增殖、糖基化比例低下的高铁蛋白血症是两者共同的临床表现。而 AOSD 患者一旦出现持续性发热、全血细胞减少、多次血培养阴性，结合纤维蛋白原降低、高甘油三酯血症和（或）LDH 升高，则应尽快完善骨髓细胞分类检查和骨髓活检，有助于早期确诊 MAS。初始治疗首选地塞米松，阶梯式减量治疗：以 $10mg/m^2$ 应用 2 周，$5mg/m^2$ 应用 2 周，$2.5mg/m^2$ 应用 2 周，$1.25mg/m^2$ 应用 1 周，逐渐根据病情减量甚至停用。此外，也有研究相继报告 TNF-α 拮抗剂、IL-1 受体拮抗剂、IL-6 拮抗剂在 MAS 治疗中具有良好疗效。大剂量免疫球蛋白静脉滴注、血浆置换、依托泊苷及抗胸腺球蛋白等治疗也被应用于 MAS。

病例点评

1. 本例患者的突出特点为在妊娠中期出现 AOSD，且继发 MAS，应用足量糖皮质激素体温控制不佳，而在加用英夫利西单抗后病情迅速好转，顺利引产并进入维持治疗。

2. 虽有报道认为妊娠似乎对 AOSD 无影响，AOSD 对妊娠、胎儿生长和胎儿健康也没有影响。而本例患者起病后即决定终止妊娠，故我们在治疗药物的选择方面无相应特殊考虑。

3. 该患者在 AOSD 的基础上继发了 MAS 表现，根据我们的经验，地塞米松的应用一般不超过 2 周，随着病情缓解应尽早过渡到相当剂量的甲泼尼龙或醋酸泼尼松。

4. 本例患者应用糖皮质激素静脉滴注联合环孢素 A 效果不理想，而在加用 TNF – α 拮抗剂后病情迅速好转，更加证实 TNF – α 拮抗剂在 AOSD 继发 MAS 中的重要作用。

（李羽佳）

029

以髂动脉瘤为主要表现的 IgG4 相关性疾病一例

📋 病历摘要

患者，男性，47岁，因右侧下腹部疼痛半年就诊于我院。

患者2016年底出现右侧下腹部疼痛，性质为隐痛，未在意。2017年4月疼痛症状加重，难以忍受，于我院就诊，检查全腹CT提示腹主动脉下端及右侧髂总动脉瘤（图29.1），进一步完善胸腹CTA提示腹主动脉末端动脉瘤，腹主动脉末端、右侧髂总动脉钙化斑块，管腔轻度狭窄（图29.2）。1个月后收治于我院血管外科，病来无发热，无口腔溃疡及外阴溃疡，无关节肿痛，无手足麻木，体重无明显下降。

患者既往体健，无高血压及糖尿病病史，无烟酒史。

入院查体：生命体征平稳，右下腹可触及一搏动性包块，直径

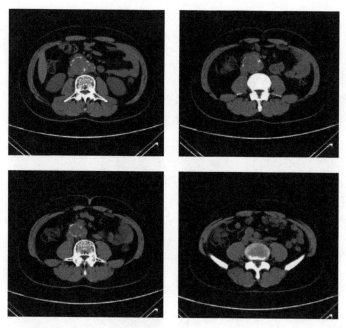

注：腹主动脉下端及右侧髂总动脉瘤。

图 29.1　全腹 CT

约 5cm，边界清楚，搏动与心律一致，听诊可闻及血管杂音。双股动脉搏动可扪及，左侧腘动脉可扪及但搏动弱，右侧腘动脉未扪及，双下肢足背及胫后动脉均未扪及。小腿以下皮温降低，双足略苍白。

入院诊断：腹主动脉瘤，髂动脉瘤。

诊治经过：入院后查 CRP 1.63mg/L（0～5mg/L），免疫球蛋白 IgM 0.36g/L（0.6～2.5g/L），IgG4 2.96g/L（0.03～2.01g/L），乙肝表面抗原阳性。RF、补体、血沉、血清蛋白电泳正常，ANCA（1）（2）、抗心磷脂抗体、抗 β_2GP1 抗体、ANA、ENA 谱阴性。余生化检查未见明显异常。心电图提示：一度房室传导阻滞；心脏超声提示主动脉窦部扩张，微量 - 轻度中心性反流；二、三尖瓣微量反流。肾动态显像：双肾血流灌注量、肾实质功能正常，排泄延缓。双侧颈动脉超声未见异常。疑诊 IgG4 相关性疾病导致的髂动

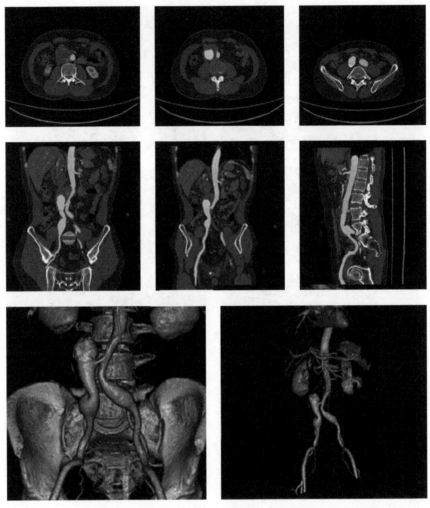

注：腹主动脉末端动脉瘤，腹主动脉末端、右侧髂总动脉钙化斑块，管腔轻度狭窄。

图 29.2　胸腹 CTA

脉瘤，6 月于我院血管外科行髂动脉瘤切除，Y 型人工血管移植术。术中见右髂动脉瘤约 6cm×4cm 大小，向上方凸向腹主动脉右侧，周围炎症黏连改变，双髂动脉成瘤切开可见大量动脉硬化斑块及附壁血栓。病理肉眼所见：大小 7cm×4cm×1.5cm，表面破碎，切面灰黄易碎，质脆，切面局部见钙化；镜下所见：血栓样物及血管壁样组织伴炎性细胞浸润。诊断：符合动脉瘤改变。IgG4 染色：IgG4

阳性浆细胞约 15/HPF（图 29.3）。故诊断 IgG4 相关性炎性动脉瘤。给予口服甲泼尼龙 24mg 日 1 次，吗替麦考酚酯 0.5g 日 2 次，术后患者恢复良好，双侧足背动脉可触及，搏动良好。术后 9 天复查 IgG4：2.8g/L，术后 12 天拆线出院。出院后患者规律于我科复查随访，病情平稳。

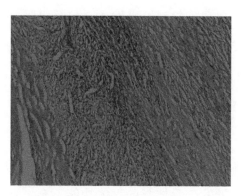

注：血栓样物及血管壁样组织伴炎性细胞浸润，局部 IgG4 阳性浆细胞约 15/HPF。

图 29.3　病理检查

病例分析

该男性患者因腹痛行全腹 CT 发现动脉瘤，需要鉴别以下疾病导致的动脉瘤：①动脉硬化：患者血脂正常，无吸烟史，无高血压及糖尿病病史，行 CTA 动脉管壁未见明显钙化斑块；②血管炎：患者没有口腔及外阴溃疡，无毛囊炎及眼炎，排除白塞病。行血管超声未见颈动脉、上下肢动脉的血管管壁增厚，排除大动脉炎，尽管乙肝表面抗原阳性，患者无高血压、体重下降、肾功异常、睾丸痛、神经病变，且 ESR 及 CRP 正常，故结节性多动脉炎依据不足；③患者无发热、梅毒检测阴性，排除感染因素；④患者的血清 IgG4 升高给我们线索，故决定手术治疗同时行病理检查，发现 IgG4 染色阳性浆细胞数大于 15/HPF，最终我们诊断为 IgG4 相关性疾病。

IgG4 相关疾病（IgG4 - RD）是一种全身性自身免疫性纤维炎性疾病，其特征是在密集的淋巴浆细胞浸润所形成的纤维组织中存在大量产生 IgG4 阳性的浆细胞。IgG4 相关疾病的概念最初是因为自身免疫性胰腺炎提出的，目前认为 IgG4 相关疾病产生的纤维化和硬化在几乎所有系统中都可以发生，包括纵隔和腹膜后纤维化。因为疾病概念较新且缺乏全球人口数据，IgG4 相关疾病总体的发病率很难确定，日本有研究估计各种形式的 IgG4 - RD 的发病率为 (0.28 ~ 1.08)/10 万人，中老年男性多见。最常见的临床表现是肿瘤样肿块发展产生的局部特异性症状，影响范围从受影响器官（唾液腺、泪腺、淋巴结等）的简单肿胀到梗阻（胰胆管、输尿管），器官功能障碍（继发于垂体炎的垂体功能不全、肾脏疾病），甚至是急症（主动脉夹层、硬脑膜炎、胰腺炎）。少数患者可能会有发热和体重减轻等症状。部分无症状患者仅在偶然发现肿物的情况下发现此疾病。有关该疾病的严格定义尚未确定，不同受累器官诊断共识不同。除了血清 IgG4 水平大于 1350mg/L，典型的席纹氏纤维化、闭塞性静脉炎等病理改变，要求 IgG4$^+$/IgG$^+$ 比率 > 40%，以及 IgG4$^+$ 细胞每高倍视野（HPF）在 > 10 到 > 200 之间为诊断基准，大多数组织以 > 50 为诊断基准；血清 IgG4 水平升高也可帮助诊断，其敏感性为 90%，特异性为 60%，阳性预测值为 34%，阴性预测值为 96%，这就需要排除感染、肿瘤等疾病继发的 IgG4 水平升高。

虽然 IgG4 - RD 最初在腺体中被发现，但自 2008 年以来的报道表明，这种疾病可能影响主动脉和周围组织的全部范围。事实上，少数胸主动脉瘤和腹主动脉瘤与炎症性疾病有关，但是与原发性血管炎无关（如巨细胞动脉炎、大动脉炎、白塞病和结节性多动脉炎等）。这种 IgG4 - RD 导致的实体病变发生在胸主动脉时称为"孤立性主动脉炎"，发生在腹主动脉时称为"炎性腹主动脉瘤"。部分 IgG4 - RD 患者症状会自发改善，如果动脉病变没有症状或者没有形成血管瘤时可以随诊观察。当患者出现炎症如发热、腹痛、腰背痛或由周围器官肿大带来梗阻时，根据经验决定是否使用类固醇激素治疗来缓解症状。如果合并自身免疫性胰腺炎，通常予泼尼松 0.6mg/（kg·d）作为起始剂量，逐渐减量至 5mg/d 维持治疗，但是针对血管受累应用激素的最佳剂量、给药的持续时间目前尚无定论，并且在停药后可能会复发。因为类固醇治疗并不会防止血管动脉瘤形成或破裂，在 IgG4 合并主动脉瘤形成时，应当选择手术治疗，例如动脉移植物置换术或者支架植入，若术后炎症持续存在，也可联合激素治疗，但类固醇激素在改善炎症的同时也能造成动脉壁变薄，使用时应当充分注意。IgG4 - RD 具有频繁复发的特点，即使是自发改善或接受手术治疗的患者，长期密切观察也是必要的。

🔲 病例点评

此病例的重点和难点在于明确动脉瘤的病因是血管炎、动脉硬化还是感染导致，易发生动脉瘤的的血管炎包括白塞病、结节性多动脉炎、大动脉炎，巨细胞动脉炎、IgG4 相关性疾病，感染因素多见于梅毒感染、沙门氏菌感染等，这需要详细的病史询问、体格检查及完善血清学、免疫学、病原学与病理学检查才能最终诊断。该患者以血管病变为主要表现，而非 IgG4 相关疾病较为典型的临床症状，如若缺乏病理支持，很难确定诊断。

（范观止　张　榕）

030
以多器官纤维化为主要表现的 IgG4 相关性疾病一例

病历摘要

患者，女性，51 岁，以"间断胸痛、气短 5 年，双眼突出半年"为主诉入院。

患者 5 年前因无明显诱因出现胸痛，吸气时加重，就诊于辽阳市某医院，完善检查，诊断为"间质性肺炎"，给予左氧氟沙星抗感染、沐舒坦化痰治疗，未见好转，遂就诊于我院呼吸科。入院后，结合影像学、病理学及实验室检查，考虑"纤维瘤病（恶性不除外）；腹膜后纤维化？"随后，患者就诊于北京某肿瘤医院，排除恶性病后遂就诊于北京某综合性医院，行相关检查后考虑患者为"纵隔纤维化，双肺间质性疾病"，给予醋酸泼尼松 37.5mg（激素逐渐减至 2.5mg 后停药）及雷公藤（具体剂量不详）口服治疗，2

年后停药。近半年自觉双眼视物模糊，眼球突出，遂就诊于我院眼科门诊，行眼部 MRI 平扫 + 增强检查提示：炎性假瘤可能大，考虑可能与免疫性疾病相关，不建议手术治疗。今为行进一步治疗入我科。病来患者躯干部有散在红色皮疹，无口腔溃疡，有下肢关节肌肉疼痛，无关节肿胀。偶有咳嗽、咳痰，饮食、睡眠尚可，二便正常，近 1 年体重减轻约 5kg。

入院查体：T：36.6℃，P：68 次/分，R：18 次/分，BP：120/62mmHg。颜面无皮疹，双眼突出，睑结膜无苍白，巩膜无黄染，齿龈无肿胀，口腔无溃疡，浅表淋巴结未触及。躯干散在丘疹，表面结细痂。胸骨无压痛，双肺可闻及帛裂音。心脏及腹部查体未见异常。各关节无肿胀，双膝关节压痛（＋），双下肢肌肉握痛（＋），肌力正常。

辅助检查：血常规：HB 105g/L；肝功：ALB 25.5g/L；心肌酶及肾功正常；CRP：11.08mg/L，IgG4：3.15g/L，补体正常，ANA（＋），ENA 谱均阴性，ACL 阴性。外周血 CMVpp65 抗原检测阴性。

肺 CT：肺间质纤维化逐渐加重（图 30.1）。主动脉 CTA：胸部主动脉管壁增厚，管腔变窄。胸主动脉周围软组织密度改变，请结合活检。腹主动脉管壁增厚，管腔变窄（图 30.2）。病理检查：纤维组织增生。免疫组化：IgG4（＋）。眼部 MRI：双侧眶脂体内多发结节，炎性假瘤可能大，鼻窦炎。鼻中隔略扭曲，右侧下鼻甲肥大（图 30.3）。骨髓穿刺细胞学检查：①粒细胞系增生活跃，中性中晚幼粒细胞比值增高，形态正常；②红系增生欠活跃，以中幼红为主，细胞形态正常，成熟红细胞形态正常；③淋巴细胞比值减低，形态正常。骨髓免疫分型：未见异常。

诊治经过：结合患者的临床表现、辅助检查及既往治疗经过，

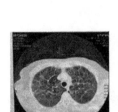 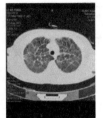 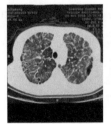 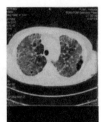

2012年6月   2012年8月   2016年11月   2017年11月

注：肺间质病变逐渐进展。

图 30.1　肺 CT

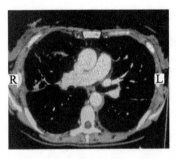 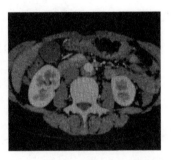

注：胸部主动脉管壁增厚，管腔变窄。胸主动脉周围软组织密度改变，请结合活检。腹主动脉管壁增厚、管腔变窄。

图 30.2　主动脉 CTA

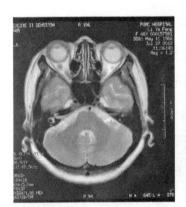 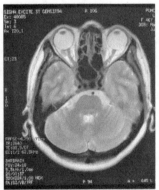

注：双侧眶脂体内多发结节，炎性假瘤可能大，鼻窦炎。鼻中隔略扭曲，右侧下鼻甲肥大。

图 30.3　眼部 MRI

考虑诊断为"IgG4 相关性疾病",给予甲泼尼龙 80mg 日 1 次静滴,5 天后改为醋酸泼尼松 50mg 日 1 次口服,同时予环磷酰胺 0.4g 每 2 周 1 次静滴治疗,患者眼球突出较前明显好转,关节肌肉疼痛及气短症状缓解。

病例分析

　　IgG4 相关性疾病是一种与 IgG4 相关,累及多器官或组织的慢性、进行性自身免疫性疾病。该病临床谱广泛,包括米库利兹病、自身免疫性胰腺炎、间质性肾炎及腹膜后纤维化等多种疾病,IgG4 相关性疾病发病机制尚不清楚,但其特征性病理改变为组织及多个器官中广泛的 IgG4 阳性淋巴细胞浸润,进而导致纤维化。它的特征是 IgG4 阳性合并多器官淋巴组织增生,包括:①一个或多个器官或组织肿胀增大,似肿瘤性;②IgG4 阳性淋巴细胞大量增生而导致淋巴细胞增生性浸润和硬化;③血清 IgG4 细胞水平显著增高(>1350mg/L),IgG4 阳性淋巴细胞在组织中浸润(IgG4 阳性淋巴细胞占淋巴细胞的 50% 以上);④对糖皮质激素治疗反应良好。本例患者以纵隔及肺部病变为首发表现,无明显器官肿大,曾经疑诊为"恶性纤维瘤病",但经过详细检查,病理及影像学、实验室检查均符合 IgG4 相关性疾病,尽管免疫组化检测 IgG4 阳性淋巴细胞占淋巴细胞的比率未达到 50% 以上,考虑可能与标本取材或检测手段等因素有关,最终诊为本病。激素及免疫抑制剂治疗后,取得了良好的疗效。提示我们,在遇到多器官纤维化时,应充分考虑本病的存在,以免延误治疗时机。

笔记

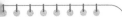

病例点评

本例患者以肺间质纤维化为首发表现，且无明显器官肿大，与经典的 IgG4 相关性疾病有所不同。故疾病初始阶段未进行相关的检查。IgG4 相关性疾病是一种与 IgG4 相关，累及多器官或组织的慢性、进行性自身免疫性疾病。该病临床谱广泛，临床表现多种多样，复杂多变，对于多器官受累，但又缺少标记性抗体的患者，应考虑本病的可能，但也要和其他导致器官纤维化的疾病相鉴别。

① 纤维瘤病也可累及内脏器官，但它的组织病理学特点介于成纤维细胞和平滑肌细胞之间。其增生的细胞间有数量不等的胶原存在，呈浸润性的生长方式。在病变的血管周围可见淋巴细胞浸润。

② 纤维化综合征系一种非感染性肉芽肿病。其特征为多器官系统进行性纤维组织增生硬化。早期的病理改变为慢性炎症浸润、镜检有散在性脂肪小岛、周围有炎性浸润灶、灶间散在有脂肪组织炎。后期病理改变主要为纤维组织增生、原来组织的细胞成分减少或缺乏、血管组织明显减少，偶尔可见钙化。上述疾病的病理表现均缺少 IgG4 阳性细胞的浸润，此特点可用来与 IgG4 相关性疾病相鉴别。

（吴春玲）

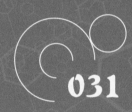

031
以前列腺增生为主要表现
并疑似淋巴瘤的 IgG4
相关性疾病一例

病历摘要

患者，男性，79 岁，4 个月前以"进行性排尿困难 6 年"为主诉于我院泌尿外科就诊。

患者 6 年前无明显诱因出现排尿困难，逐渐加重，于外院应用哈乐、保列治等药物，症状仍逐渐加重。

查体见： 双侧耳后、颌下及锁骨上多发淋巴结肿大。直肠指诊：肛门括约肌肌功能良，前列腺 II 度大，中央沟隆起，质硬，未触及结节。

检查见： 尿检验：蛋白（1 +，肾小管受累为主蛋白尿），潜血（2 +），红细胞每高倍视野 232.22，白细胞每高倍视野 11.31。镜下见 90% 正常形态红细胞。血肌酐：169μmol/L。TPSA、FPSA 正常范围。诊断前列腺增生，慢性尿潴留，肾功能不全。因查体见多发淋巴结肿大，完善 PET – CT：双侧腮腺内，双颈部，双侧锁骨上、下，纵隔内及双肺门，胸骨旁，双侧腋窝，膈上，腹腔内及腹膜后，双侧盆壁及双侧腹股沟淋巴结影，部分肿大，代谢增高，脾脏外形增大，代谢弥漫增高，淋巴系统疾病（淋巴瘤不能除外）；前列腺外形增大，代谢弥漫不均匀增高，建议进一步相关检查；双肾外形增大，代谢弥漫增高，多考虑良性病变（图31.1）。完善淋巴结活检，结果回报：可疑淋巴瘤。患者于我科门诊排查，见血免疫球蛋白 IgG 73g/L，明显升高，完善 IgG4 亚型：14.4g/L，亦明显升高，拟排查 IgG4 相关疾病收入我科病房。

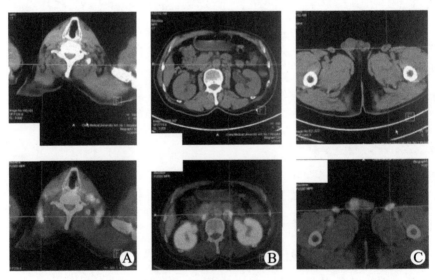

注：A. 淋巴结；B. 肾脏；C. 前列腺

图31.1　PET – CT

入我科后，对淋巴结病理重新染色，见：淋巴结正常结构尚存，淋巴滤泡结构可见，淋巴组织增生。免疫组化：Pax – 5（滤泡 +），CK（ – ），Ki – 67（滤泡 + 为主），CD3 间区（ + ），Bcl – 2（滤泡 – ），CD68（ + ），CD20（ + ），CD21（FDC + ），CD38（ + ），CXCL13（ – ），PD – 1（局部 + ），IgG4（30/HP）。结论：

不除外 IgG4 相关性疾病（图 31.2）。其他相关检查结果见：血沉 102mm/h。CRP 正常范围。RF 34.7IU/ml。补体：C_3 0.27g/L，C_4 ＜0.02g/L。血清蛋白电泳：γ 球蛋白 58.7%，未见单克隆条带。ANA 1∶80 阳性，抗核小体抗体阳性。pANCA 阳性，MPO–ANCA 阴性。肿瘤系列：NSE 16.81ng/ml，CA19–9 38.28U/ml。骨髓白细胞免疫分型：P3 占 1.5%，主要表达 CD20、CD19、FMC7、CD22、CD11c；但 Kappa、Lambda、CD23、CD5、CD79b、cKi–67、CD38、CD103、cKappa、cLambda 均为阴性，疑似为异常克隆成熟 B 淋巴细胞。不除外 B–NHL 可能。临床诊断：IgG4 相关性疾病。予应用强的松 30mg 日 1 次口服，一个月后每周减 2.5mg，减至 20mg 日 1 次口服，并加用雷公藤口服治疗。此时排尿困难症状好转，复查：尿常规：尿蛋白及潜血均阴性。血肌酐 109μmol/L。血沉 24mm/h。免疫球蛋白 IgG 24.1g/L，IgG4 3.1g/L。补体：C_3 0.63g/L，C_4 0.13g/L。较前明显好转。现强的松 10mg 日 1 次口服，并雷公藤口服治疗，规律复查中。

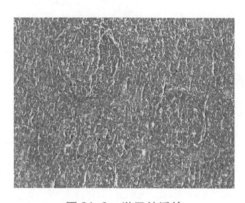

图 31.2　淋巴结活检

病例分析

本病例以逐渐加重的排尿困难为首发症状，以前列腺增生、淋

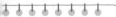
巴结肿大为主要特征，再次行淋巴结免疫组化排查 IgG4 淋巴细胞浸润，最终诊断 IgG4 相关性疾病。在治疗上应用激素及慢作用抗风湿药物治疗有效，虽前列腺及肾脏受累病程较长，但应用激素后，排尿困难症状明显好转，尿蛋白及潜血转阴，血肌酐亦有所下降，从而免去了肾脏穿刺、前列腺手术及化疗之苦。后续随访中，取得了良好的疗效。与此同时，因 IgG4 相关性疾病的特点为一个或多个实体脏器浸润肿大，因此影像学检查在 IgG4 相关疾病中的作用也在日益凸显，特别是 PET－CT。因其对炎性病变区域有核素吸收浓聚，不仅有助于明确具体受累器官，从而有助于明确诊断，如本例报告，受累器官不仅有前列腺，尚包括肾脏等，还有助于判断疾病进程、监测疾病活动性、评估治疗效果及辅助活检的定位。但在与肿瘤相鉴别方面，有时可能存在误判，如本例疾病完善 PET－CT 后，因淋巴结多处核素浓聚，而考虑为淋巴瘤可能性大。因此，PET－CT 在 IgG4 相关性疾病中的作用和地位，尚需更深入的研究。

现亦有数篇关于 IgG4 相关疾病逐渐出现淋巴瘤的相关报道，同此患者不同的是，此时激素及免疫抑制剂治疗无效，病情仍会逐渐加重。常见的淋巴瘤类型为弥漫大 B 细胞淋巴瘤、滤泡淋巴瘤、结外边缘带淋巴瘤等，分析其演变为淋巴瘤的原因，可能为过度增殖的 B 细胞在炎症刺激下，逐渐演变为克隆性增殖，发展为淋巴瘤。因此，对于该患者及其他多处淋巴结受累的 IgG4 相关疾病的患者，在未来的随诊过程中，特别是出现复发或加重等病情变化的时候，应警惕并及时排查是否出现淋巴瘤，监测血 IgG4 水平及再次行淋巴结活检，对于疾病监测十分必要。

病例点评

　　IgG4 相关性疾病是指具有血中 IgG4 升高、组织中 IgG4 阳性的浆细胞浸润等共同特征的全身性疾病。其临床表现复杂多样，累及呼吸系统，以及肾、前列腺、甲状腺，乳腺等多个脏器。其主要病理改变为淋巴细胞浸润、席纹状纤维化、嗜酸细胞浸润及闭塞性静脉炎，血中 IgG4 升高及激素治疗有效对诊断较重要。人的 IgG 分为 IgG1 ~ IgG4 4 个亚型，其中 IgG4 量最少，比例不过 4% ~ 7% 。测定血清 IgG 值有助于诊断本病，而病变局部明显的 IgG4 阳性浆细胞浸润，有助于本病组织学诊断。2016 年 2 月发表在 Ther Clin Risk Manag 上的 IgG4 相关性疾病诊断标准中提到确诊必须满足①临床表现 + ②免疫学标准 + ③病理标准。其中临床表现解释为全身多个器官/部位同步性或不同步性的占位或硬化，常伴有过敏性疾病，有外周血嗜酸性粒细胞的升高；免疫学标准解释为血清 IgG4 浓度增高（ > 135mg/dl），即正常水平的 100 倍；病理学标准解释为病理形态学：a. 高密度的淋巴细胞和浆细胞浸润；b. 纤维化（局灶为席纹样排列）；c. 闭塞性静脉炎，免疫组织化学染色检测 IgG4 升高，通过以上病理形态学及免疫组化两方面综合判断。目前主要的治疗方法为激素治疗，但靶向药物如对 B 细胞系的 CD20 单抗利妥昔单抗，以及抗 CD4 + SLAMF7 + 细胞毒 T 细胞药物正在得到越来越多的关注。

（赵　珊）

032

SAPHO 综合征一例

病历摘要

患者，女性，52 岁，以"手足脓疱 4 个月，双小腿红肿 1 个月"为主诉入院。

2017 年 8 月因手足脓疱，伴瘙痒，于我院皮肤科诊断为：湿疹，给予口服及外用药物治疗，无好转，伴皮肤脱落及破溃。2017 年 10 月无诱因出现双小腿红肿，伴疼痛及皮温升高，以右侧为重，门诊以"掌指脓疱病"收入院，病来无口腔溃疡，无光过敏，无双手遇冷变白、变紫、变红，晨起时腰背部疼痛伴僵硬，活动后缓解，余关节无疼痛。无发热，无咳嗽、胸闷气短，饮食可，睡眠欠佳，二便正常。体重无变化。既往体健。

查体：双手掌散在脓疱，部分表面结痂。双足底弥漫脓疱，结黄褐色厚痂（图32.1）。双足背暗红斑，躯干、四肢散在丘疹，部分表面有结痂。双腿皮下可触及结节。双侧4字实验阳性，双踝关节肿胀，余关节无肿胀，压痛阴性。

辅助检查：全身骨显像ECT：右侧肩胛下角、第7胸椎、第11胸椎左缘、第3腰椎、左侧骶髂关节下缘、左侧耻骨骨代谢增高影；左侧第7后肋骨代谢增高影；双侧胸锁关节、双侧肩关节骨代谢增高，关节良性病变可能性大。骶髂关节CT平扫：双侧骶髂关节炎。胸锁关节3D-CT未见异常。右大腿及小腿浅表彩超：右大腿及小腿脂肪层增厚变性，脂膜炎。血常规：白细胞$23.34 \times 10^9/L$，中性粒细胞90.2%，淋巴细胞4.8%，嗜酸性粒细胞计数$0.28 \times 10^9/L$，嗜酸性粒细胞分数1.2%，血红蛋白113g/L，血小板$478 \times 10^9/L$。C反应蛋白：66.50mg/dl，类风湿因子：4.70IU/ml。血沉：>90mm/h。免疫球蛋白：IgM 1.69g/L，IgG 16.91g/L，IgA 4.53g/L。ANA阴性，HLA-B27、补体、T细胞亚群、结明试验、T-spot、乙肝六项、甲功甲炎、血清肿瘤标记物均无异常。

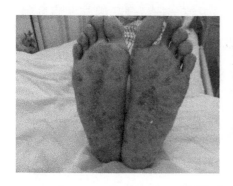
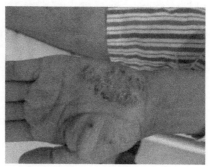

图32.1 治疗前

诊断：SAPHO综合征、脂膜炎。

治疗：给予醋酸泼尼松片、沙利度胺片口服。病情迅速缓解，出院后我科门诊随诊，病情控制平稳（图32.2）。

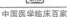
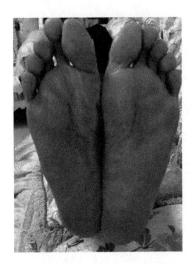

图32.2　治疗一个月后

病例分析

　　1967 年 Chenet 等建议将前胸壁骨炎、胸肋锁骨肥大和严重痤疮、化脓性汗腺炎、头皮蜂窝织炎共同称为 SAPHO 综合征，即滑膜炎、痤疮、脓疱疹、骨肥厚、骨髓炎综合征。现病因与发病机制尚不清楚，多发于中青年，60 岁以后少见。特征改变为胸锁骨肥厚和皮肤的无菌性炎症改变。SAPHO 综合征病例有血清阴性脊柱关节病的类似表现，易伴发骶髂关节炎，HLA－B27 阳性率较普通人群增高。本例患者以手足脓疱起病，曾诊断为"湿疹"，延误诊治。因此，早期诊断、早期治疗对本类患者极为重要。本例先有手足掌面脓疱疹，之后不久出现腰背痛等骨关节病变，骨 ECT：双侧胸锁关节、双侧肩关节骨代谢增高，关节良性病变可能性大。骶髂关节 CT 平扫：双侧骶髂关节炎。SAPHO 综合征五联征中符合四项：脓疱疹、骨炎、骨肥厚、滑膜炎。SAPHO 综合征的治疗以缓解症状为主，非甾体抗炎药是目前认可的一线用药，部分病情反复的患者

笔记

使用糖皮质激素可以取得较好效果。

🩺 病例点评

  SAPHO 综合征的临床表现主要有骨关节症状和皮肤表现。骨损害包括无菌性骨炎和关节炎。骨炎最常发生于前上胸壁，前上胸壁及锁骨部位对称性肿痛较常见，长期病程可导致锁骨和肋骨肥厚，甚至融合。还可压迫邻近神经血管结构，引起上胸壁及上肢的疼痛和水肿，称"胸出口综合征"。该综合征的皮肤病变为脓疱疹，主要为手足掌的对称性脓疱疹和（或）胸前及面部痤疮。皮肤改变可发生于关节病变之前或之后，但也可没有皮肤病变。治疗上针对激素减量过程中出现病情反复的患者，可用抗风湿药（DMARDs）改善病情。二膦酸盐可通过抑制骨吸收、降低骨转换对 SAPHO 综合征发挥作用。近期的研究发现抗 TNF‑α 单克隆抗体对 SAPHO 综合征起效迅速。

（孙 涛）

033
MAGIC 综合征一例

病历摘要

　　患者，女性，71岁，于2007年6月11日初次入院。患者于1976年因反复口腔溃疡、外阴溃疡于我院皮肤科诊断为白塞病，予强的松40mg每日口服治疗，此后规律减量，至1997年停用。2006年无明确诱因出现双前臂皮疹，为（3~4）cm×5cm×6cm，为斑丘疹，表面无鳞屑，色红，压之无褪色，无痒无痛，伴双耳耳廓肿胀，于沈阳市某医院和我院皮肤科诊断为Sweet血管炎，于中国医科大学附属盛京医院诊断为软骨炎，给予对症治疗，无明显好转。入院前20天无诱因发热，体温波动于37~39.6℃，无畏寒，无时间规律性，伴有腹泻，大便次数为7~8次每天，曾有两次黏液血便，于盛京医院消化科行肠镜检查示多发溃疡，予止血、止泻等对症治疗后症状好转。为进一步系统诊治入我院。病来无咳嗽、咯痰，无尿频、尿急，无关节肿痛。体重明显减轻，一年内体重下降13kg，食欲不振，睡眠欠佳，精神状态可。

体格检查： 毛发稀疏，贫血貌，睑结膜苍白。双耳耳廓肿胀，色红，局部皮温增高，表面无破溃。舌质干，口腔黏膜无破溃。双前臂3处（3~4）cm×5cm×6cm斑丘疹，色红，无脱屑，压之无褪色。余无阳性体征。

辅助检查： 2007年3月9日骨髓象：感染骨髓象。2007年5月29日盛京医院肠镜报告：结肠多发溃疡性病变，注意白塞病。入院后查肺HRCT：慢性肺气肿改变。全身骨ECT：脊柱显像剂分布浓淡不均，双侧肋椎关节多发显像剂分布增浓。血结明试验阳性。血沉大于150mm/h。pANCA阳性。血WBC 3.2×10^9/L，HGB 50g/L，PLT 29×10^9/L，CRP 13.1mg/dl，RF 208IU/ml。溶血项示RBC明显大小不等，RC偏高，为6.09%。骨穿：骨髓大部分区域增生极度低下，脂肪细胞增生明显，小部分区域增生较低下。粒系可见各阶段细胞，局部可见早幼阶段粒细胞略增多。红系以中晚阶段为主，散在成簇及灶性分布，可见双核红及花瓣红。巨核细胞不少，多叶核巨核细胞为主。Fe（++）。

入院后诊断为口腔、外阴溃疡和软骨炎综合征（mouth and genital ulcers with inflamed cartilage，MAGIC Syndrome）。经胸科医院会诊除外活动性结核。经血液科会诊除外血液系统恶性疾病，考虑血象三系减少继发于自身免疫性疾病。予甲强龙40mg静点5天，续以强的松40mg/日口服，同时口服沙利度胺、吗替麦考酚酯，并进行输血等对症治疗。体温恢复正常，耳翼红肿消退，皮疹显著减轻，症状趋于缓解、稳定后出院。2007年11月20日门诊复查WBC 7.9×10^9/L，HGB 94g/L，PLT 113×10^9/L。ESR 70mm/h，

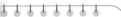
CRP 3.71mg/dl，RF 36.4IU/ml。

病例分析

本病例为老年女性，有多年口腔溃疡和外阴溃疡病史，后出现双耳软骨炎表现，同时符合白塞病和复发性多软骨炎的诊断标准，诊断为口腔、外阴溃疡和软骨炎综合征（MAGIC 综合征），经糖皮质激素和免疫抑制剂治疗后病情缓解。

1985 年 Firestein 医生首次在美国风湿病学杂志上描述了五例同时符合白塞病和复发性多软骨炎诊断标准的病例，并命名为 MAGIC 综合征。在已发表的英文期刊中，有 16 个关于 MAGIC 综合征的报道，包含 21 例患者（8 例男性，13 例女性）。6 例白种人，4 例黄种人，发病年龄 10~59 岁 [（平均值 35.8；中位数 37.0）岁]，首发症状到确诊时间 26 天到 14 年（平均 6 年），16 例以白塞病首发，4 例以软骨炎首发，平均随访 6.8 年（9 个月到 21 年）。涉及的药物包括：非甾体类抗炎药物，氨苯砜，秋水仙碱，类固醇（强的松、强的松龙、甲基强的松龙等），免疫抑制剂（硫唑嘌呤、环磷酰胺、甲氨蝶呤、环孢 A），生物制剂（英夫利昔单抗，妥珠单抗）等。尽管目前尚没有治疗指南，一般认为 MAGIC 综合征需要激素与免疫抑制剂联合治疗。5 例英夫利昔单抗治疗的报道，其中 3 例病情持续缓解；6 例合并动脉瘤，其中 1 例死于心衰；1 例合并回盲部溃疡，行切除术后予英夫利昔单抗治疗；在 19 个可评价病例中，10 例病情缓解，而且没有描述复发。复发性多软骨炎的发病机制可能与 Ⅱ 型胶原蛋白的自身免疫反应有关，也可能与 HLA - DR4（DRB1*04）有关。70% 的白塞病患者与 HLA - B51 相关。

病例点评

有学者认为 MAGIC 综合征不是一个独立病种，可能是继发于白塞病的复发性多软骨炎，是自身免疫性疾病的另一种联合，或者是伴发血管炎的复发性多软骨炎。MAGIC 综合征、白塞病和复发性多软骨炎发病的关系目前仍不清楚，已报告病例的数量不足以建立一个明确的解释。因此，理解 MAGIC 综合征需要进一步的数据积累和对临床病例的细致观察。

（丁　爽）

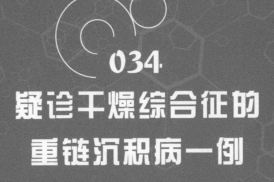

034
疑诊干燥综合征的
重链沉积病一例

 病历摘要

患者，女性，52 岁，以"口干、眼干伴眼睑肿胀 9 个月"为主诉入院。

患者 9 个月前无明显诱因出现口干、眼干，伴双眼睑水肿，晨起为重，休息后缓解，未在意。7 个月前就诊于我院肾内科门诊，尿检提示蛋白微量，潜血（2 +），异常形态红细胞 80%，诊断"肾小球肾炎"，予以血尿安、肾康宁等口服治疗，眼睑水肿减轻。近日复查见血肌酐升高，补体降低，于我科门诊化验抗核抗体和抗 Ro - 52 抗体阳性，疑诊"结缔组织病"收入院进一步诊治。

病来无发热，无光过敏，无口腔溃疡，无皮疹及关节疼痛。

查体：轻度贫血貌，左颜面轻度水肿，双眼睑肿胀，舌质略干，余未见异常。

诊治经过：因患者有口干、眼干症状，门诊抗核抗体和抗 Ro -
52 抗体阳性，初步考虑患者可能患有干燥综合征，完善相关检查。
化验提示血沉增快 30mm/h；贫血，血红蛋白 80g/L，RBC 2.89 ×
10^{12}/L；白蛋白略低 31.8g/L，肌酐 77μmol/L；尿红细胞数 60 ~ 70/HP，
异常形态红细胞 80%，24 小时尿蛋白定量 0.265g。抗核抗体（ANA）
（+1：40），抗体 Ro - 52（+）；补体 C_3 0.34g/L，C_4 0.02g/L。行
唾液腺 ECT 提示双侧腮腺酸刺激后排泌功能降低。眼科检查：双眼
干眼症。完善唇腺活检：腺体未见萎缩，腺体中见散在或局部小灶
状（约 30 ~ 50 个）浆细胞浸润，免疫组化：CD38（+）、IgG4
（-）。由于患者唇腺活检见浆细胞浸润，考虑可能存在血液系统疾
病。完善免疫固定电泳、尿本周蛋白检查等未见异常，骨穿提示浆细
胞比例 1.6%，余无异常所见。行肾活检回报：25 个肾小球，1 个球
性硬化；系膜细胞及系膜基质弥漫性重度增生、系膜结节广泛形成，
伴有管内增生，毛细血管襻堵塞；个别区域系膜溶解，毛细血管襻瘤
样扩张；偶见球囊黏连，未见新月体形成；肾小管上皮细胞广泛的颗
粒、空泡变性，少数区域可见基底膜缎带样增厚；肾小管局灶性变性
萎缩、管腔狭窄；管腔内可见蛋白管型；肾间质水肿，局灶性轻度纤
维化，局灶性炎性细胞浸润；个别肾小动脉管壁增厚。免疫荧光：
γ3（+++）、C_3（+++）、C1q（++）、IgG（±），主要以线状及细
颗粒沉积于系膜区、肾小球基底膜及部分小管基底膜；γ1（-）、γ2
（-）、γ4（-）、κ（-）、λ（-）、Amyloid A（-）、IgA（-）、
IgM（-）、FIB（-）；刚果红染色（-）；病理学诊断：重链沉积
病。经血液科会诊建议完善颅骨、骨盆、胸腰椎 DR，病情允许复
查骨穿 + 免疫分型，建议 VD 方案或万珂治疗。患者暂未同意，要
求转往北京上级医院进一步诊治。

笔记

病例分析

单克隆免疫球蛋白沉积性疾病（MIDD）临床较少见，指单克隆免疫球蛋白分子沉积在基膜上，包括轻链沉积病（单克隆轻链沉积，LCDD），重链沉积病（单克隆重链沉积，HCDD），轻重链沉积病（单克隆轻链和重链沉积，LHCDD）。肾脏是 MIDD 最常累及的器官之一，肾活检病理是最直接的诊断手段，尤其是免疫病理轻、重链染色和电镜是最终诊断的关键。当轻、重链染色和电镜缺乏时易出现临床漏诊和误诊。MIDD 以轻链沉积病最常见，HCDD 最近亦有陆续报道。HCDD 主要特点是单一重链在肾小球基膜和肾小管基膜上沉积，无轻链沉积，其中以 γ 型重链最常见。HCDD 临床较少见，多见于中年女性，临床表现为蛋白尿、高血压、肾功能不全及低补体血症，常伴血清异常的单克隆条带，肾脏病理主要见肾小球结节性病变，以 γ 型、IgG1 亚型沉积最常见。因此，光镜下结节性病变突出的患者应通过免疫病理轻链、重链染色和电镜检查排除 HCDD。诊断后及随访过程中须监测血、尿轻链和免疫固定电泳，必要时行骨髓活检，以明确是否出现骨髓瘤。

本例患者因抗 Ro - 52 抗体阳性疑诊干燥综合征入院，唇腺病理见浆细胞浸润，提示我们患者可能存在其他疾病的可能，最终肾活检揭开了疾病神秘的面纱。

病例点评

抗 Ro - 52 与抗 SSA 抗体对诊断干燥综合征有重要的意义，有文献报道，Ro - 52 抗体在多发性肌炎/皮肌炎的诊断中更具有价值。抗 Ro－52 抗体阳性分布谱很广，与不同的自身免疫性疾病有很大的关系，比如 SLE、SS、RA、新生儿狼疮，这些疾病的临床特点为类风湿因子阳性、多克隆高丙种球蛋白血症、冷球蛋白血症，这些自身抗体可能均直接参与组织损伤的致病机制。但在一些血液病、慢性肾炎、慢性肾功能不全、慢性肾衰等疾病中 Ro－52 抗体也呈现阳性。提示这些非自身免疫性疾病的患者很可能是由于自身免疫而造成器官损伤。我们在临床工作中要高度重视组织活检病理结果，提高我们对疾病诊断的准确性，避免误诊和漏诊。

（丁　爽）

035
以下颌肿物、舌增大为首发症状的原发性轻链型淀粉样变一例

病历摘要

患者，男性，52 岁，以"发现下颌肿物，舌增大，眼干、口干 1 年半，心悸 3 个月"为主诉入院。

入院 1 年半前无明显诱因出现双侧下颌肿物各一枚，均呈进行性增大趋势，无疼痛，触之发硬，无触痛，舌体增大，吐字不清。同时无明显诱因出现眼干、口干。自觉有眼砂磨感，进干食需用水送下，无牙齿成片脱落。初未就诊，以上症状无明显缓解。1 年前就诊于市内多家医院门诊，均未明确诊治。3 个月来无明显诱因反复出现心悸，休息时及活动时均可出现，无心前区疼痛，无晕厥、意识不清、咯血，发作时于当地医院查心电图提示：心房颤动，平均 1 个月发作 1 次，发作时临时口服心律平及倍他乐克治疗，症状

可缓解，心律可恢复正常。始于 2017 年 6 月 15 日经由门诊收入院详查。病来无发热、四肢麻木，无咳嗽、咳痰，无腹痛、吞咽困难等，饮食尚可，二便正常，1 年来体重下降 15kg。

家族史及个人史：吸烟 15 支／日 × 20 年，已戒 3 年，余无特殊。

阳性体征：言语稍模糊，舌大，舌面光滑，无苔，无裂纹，舌下津液可（图 35.1），可触及双侧颌下各一枚肿物，边界不清，质硬，活动性差，双下肢水肿，双踝肿胀，无压痛，活动略受限。

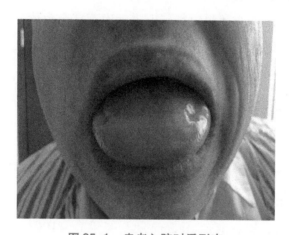

图 35.1　患者入院时舌形态

我院颈部 MRI 平扫 + 增强：左侧慢性颌下腺炎、颌下腺导管结石可能大。右侧颌下、双侧上颈深部多发淋巴结肿大（可疑淋巴结增生）。入院心电图提示窦性心律，心律 78 次／分，无特殊异常。心彩超 + 心功能：左房大，左房内径 47mm × 58mm × 51mm，EF 69%；心脏 MRI 平扫 + 增强：增强扫描基底部心内膜全层均匀强化，结合病史考虑心肌淀粉样变可能大，请结合临床。静息状态下左室收缩功能尚可，双侧胸腔积液。Schirmer 试验左侧 11mm／5min，右侧 9mm／5min，BUT 左侧 10s，右侧 6s，角膜染色未见点状着染。唾液腺动态 ECT 提示腮腺及颌下腺吸收及排泌基本正常。血细胞分析：WBC 3.89×10^9/L，NE 1.82×10^9/L。肝功：ALB 36.5g/L，肝酶正常。肾功、离子正常。心肌酶：CK、LDH 正常。BNP 235pg/ml。尿微量五项：β_2 – MG 1.26mg/L。尿轻链、尿系列正常。尿本周蛋白（–）。血免疫固定电泳：λ 型单克隆 IgG 轻链阳性。乙肝六项：HBsAg 55.92IU/ml，HBeAb 0.02S/CO，HBcAb 10.68S/CO。DNA 定量 6.74IU/ml。尿免疫固定电泳：无异常。ANA、ENA 谱及 ANCA 均（–）。肿瘤标志物均（–）。腹部增强 CT 无异常提示。

舌组织病理：被覆浮层鳞状上皮表面不完全角化，上皮下增生变性的纤维结缔组织均粉染，呈条带状分布，PAS（+），刚果红（+）。结合组织化考虑为舌淀粉样变。进一步完善相关检查：骨穿及骨活检：穿刺皮质骨及骨髓组织，骨髓增生活跃明显，三系可见，粒系增生，各阶段粒细胞均可见；红系增生，散在造红岛，部分造红岛扩大；巨核细胞 3~8/HPF，部分分叶减少，可见裸巨核。各系细胞形态未见明确异常。间质内可见浆细胞散在或灶性浸润，[CD138（+），Kappa（–），Lambda（+），MUC1（+），约占 20%]，并见较多球状粉染物沉积，各别血管管壁内可见淀粉样物质沉积，刚果红染色弱（+）。原有舌病理切片加做轻链免疫组化提示 λ 型轻链（±）。考虑骨髓浆细胞增生伴轻链限制性表达，伴淀粉样变性。诊断为原发性轻链型淀粉样变，转入血液科连续予三次 BD 方案化疗（具体为硼替佐米 2.4mg 于每疗程第 1 日、第 4 日、第 8 日、第 11 日给药，地塞米松 15mg 于每疗程第 1~第 2 日、第 4~第 5 日、第 8~第 9 日，第 11~第 12 日给药）后改为硼替佐米 2.4mg 每周一 1 次给药及地塞米松 15mg 每周一、周二给药（期间曾因出现肺炎，停用 1 个月）。无特殊不适。近期化验血常规基本正常，血免疫固定电泳未见单克隆条带。化验血、尿轻链基本恢复正常。

病例分析

淀粉样变是指变性的蛋白质以纤维形式沉积于组织或器官导致的疾病，因此种纤维能与碘发生类似淀粉的特异性染色，称为淀粉样变。淀粉样变性是指各种组织中沉积淀粉样原纤维造成的疾病。产生淀粉样物质的原因是正常的 α 螺旋错误地 β 折叠所致。淀粉样原纤维是僵硬的线性结构，无分支，宽 7.5 ~ 10.0mm，刚果红染色后，偏振光显微镜下见特征的苹果绿双折光物质可确诊。均匀无结构的淀粉样蛋白沉积于组织或器官，并导致所沉积的组织及器官不同程度的机能障碍。可侵犯全身多种器官，如本例，侵犯舌、心脏、关节等；也可仅局限于皮肤。淀粉样变按不同分类方式可分为系统性或局灶性，获得性或遗传性，原发性及继发性等。遗传性淀粉样变最常见的类型是由变异的甲状腺素转运蛋白（TTRs）引起的，较罕见；获得性系统性淀粉样变根据其变性蛋白质的前体可分为免疫球蛋白轻链型（AL 型）、淀粉样 A 蛋白型（AA 型）及 β_2 微球蛋白型（Aβ_2M）等。系统性淀粉样变性可累及全身各个系统，且多数情况下依次出现各系统的损伤，故早期诊断较困难。在风湿科日常诊疗中尤其需注意原发性淀粉样变及继发性淀粉样变的区别：原发性即原因不明的淀粉样变；继发性淀粉样变可继发于风湿病、慢性感染、代谢病、肿瘤等。临床上出现以下情况时要考虑淀粉样变的可能性：有多系统受累，但多种抗体阴性；大量蛋白尿；舌体肥大；关节肿胀显著，但炎性标志物不高；无其他原因解释的外周神经损伤等，应注意与干燥综合征、类风湿关节炎等经典结缔组织病相关系统损伤相鉴别。

如本例，系统性淀粉样变可累及心血管系统。主要表现为心律失常、心包积液，心肌受累较重时出现心功能不全。因而临床上出现不明原因的心肌运动障碍、心律失常，且存在舌体增大、不明原因皮肤改变等时应考虑本病可能。目前，随着心脏 MRI 和放射性核素示踪技术的发展，无创性检查方法有逐渐作为首选的趋势，并且有望取代有创性检查。临床工作中，如果患者出现心血管、呼吸和消化系统症状，伴有肢体导联低电压和假性病理性 Q 波，超声心动图提示浸润性心肌病，心脏 MRI 检查出现延迟强化影像，综合各项实验室检查，可以考虑诊断为心肌淀粉样变。

系统性淀粉样变的治疗因缺乏大样本量临床研究，各治疗方案存在争议。现临床多采用治疗多发性骨髓瘤相关方案及相关改良方案。既往有报道左旋苯丙氨酸氮芥（马法兰）联合泼尼松的 MP 方案可取得一定疗效；亦有报道称地塞米松联合沙利度胺、造血干细胞移植及二氟尼柳治疗等取得一定的疗效。近年来 26S 蛋白酶体糜蛋白酶样活性抑制剂硼替佐米、沙利度胺类似物来那度胺的应用亦逐渐为该病治疗增加新的选择。本例目前选用硼替佐米联合地塞米松为主治疗方案，目前控制可。但随访时间尚短，长期疗效仍需继续密切观察。

病例点评

淀粉样变现在为医学临床及基础研究热点之一。广义的淀粉样变包括阿尔茨海默病等神经变性疾病、囊性纤维化等。长期我科疾病继发淀粉样变如脑淀粉样变、长期透析导致淀粉样变等病例数量亦在临床工作中逐渐增加。如本文所述，该类疾病与经典结缔组织病的临床表现有相通之处，如可出现本例中类似干燥综合征外分泌腺肿大及眼干、口干的症状等。亦可出现某些恶性肿瘤，尤其类似淋巴瘤等恶性疾病的淋巴结进行性无痛增大症状，且以上疾病治疗明确不同，应注意完善相关辅助检查加以排查。临床工作中要注意询问病例细节，对于可疑患者，必要时应进行辅助性活检等以资鉴别。

参考文献

1. 中国抗癌协会血液肿瘤专业委员会，中华医学会血液学分会白血病淋巴瘤学组. 原发性轻链型淀粉样变的诊断和治疗中国专家共识（2016年版）. 中华血液学杂志，2016，37（9）：742 – 746.

2. Gillmore J D, Wechalekar A, Bird J, et al. Guidelines on the diagnosis and investigation of AL amyloidosis. Br J Haematol, 2015, 168 (2): 207 – 218.

3. 赵蕾，田庄，方全. 心肌淀粉样变性临床特点及影像学特征. 中华心血管病杂志，2015，43（11）：960 – 964.

（李裔烁）

036
原发性红斑肢痛症一例

病历摘要

患者，男性，27岁，以"左足红斑、疼痛5年，右足红斑、疼痛4年，双足足趾破溃1个月"为主诉入院。

患者5年前无明显诱因出现左足皮肤散在红斑，与皮肤相平，此时无破溃，压之可略褪色。常无明显诱因发作性左足发热及双足皮肤肿胀，疼痛明显，为烧灼痛，行走后加重，同时发作时红斑面积增大，颜色加深，休息10余分钟至1小时后疼痛、肿胀及红斑可略缓解。自述双足浸入冷水中亦可缓解。发热及疼痛发作频率不定，2~3日1次。就诊于外院，化验HLA-B27（±），考虑不除外"脊柱关节炎"，予美洛昔康口服，疼痛症状略缓解，皮肤发红症状无缓解。口服美洛昔康3个月后自行停用。4年前始无明显诱因上述症状出现于右足，自觉双足红斑面积逐渐扩大，发热、疼痛程度及发作频率亦有逐渐加重趋势。先后就诊于多家医院，加用美洛昔康、洛索洛芬等止痛药物。入院前曾行红外治疗等物理治疗共1周，效果不佳。疼痛影响正常生活、工作。1月前出现双足第一趾皮肤表面破溃，表面少至中等量血性乃至脓性渗出，疼痛加剧。就诊于我院皮肤科，诊为"左足第一趾坏疽"，康复新液、多磺酸黏多糖、维生素 B 软膏规律外用，破溃面仍逐渐扩大、发黑，剧痛。为求进一步诊治入我科住院。

病来无发热、关节肿痛、乏力、口腔溃疡、光过敏、眼干、口干等。饮食可，睡眠因疼痛而欠佳，大小便正常，体重无明显变化。

否认高血压、冠心病、糖尿病史；家族成员无类似症状出现及其他遗传性疾病；否认吸烟、酗酒史。

查体：双足背、各足趾弥漫性红斑，形状不规则，红斑内及红斑间可见正常颜色皮肤，压之略褪色。红斑处皮温略高，双足第一趾破溃、发黑，右足为重，表面见少量血性渗出。双侧足背动脉搏动正常。生命体征及余查体未见异常。VAS 6 分。

辅助检查：血常规，血生化（含心肌酶、血脂、空腹血糖），尿常规大致正常。ESR 31mm/h，CRP 6.2mg/L。ANA、ENA 谱均（－）。HLA－B27 复查（－）。血纤维蛋白原 5.1g/L，D－二聚体 1.2μg/ml。双下肢动脉超声未见明显异常。肌电图无异常改变。双手、双足 X 线无明显异常。骶髂关节 CT 无异常。肺 CT、心脏超声及心功能大致正常。

结合：①以足部为主对称性下肢红斑；②间断发热、疼痛；③遇凉可缓解；④无其他可解释症状疾病。考虑诊断为红斑肢痛症。予依托考昔、贝前列素钠口服，自觉症状缓解仍不明显，夜间常因疼痛剧烈无法入睡。请疼痛科会诊后建议予双侧腰交感神经阻断术治疗。完善腰椎 MRI 无异常提示后，先后行右、左侧腰交感神经节毁损术（两次手术间隔 2 个月）。具体为 CT 定位下于腰 2 椎体处注射地塞米松 5mg + 利多卡因 1ml + 罗哌卡因 1ml + 生理盐水 1ml。为控制疼痛，同时予硬膜外脊髓电刺激永久电极植入术。术程均较顺利，无明显手术不良反应。现两次手术已完成 3 个月，自觉足坏疽未继续发展，坏疽组织中可见新鲜肉芽组织。现 VAS 1 分，仍继续随访中。

病例分析

该患者以双足末梢疼痛、皮肤红斑以至皮肤破溃为主要临床表现，应重点考虑以下诊断可能：①血栓闭塞性脉管炎：患者为青年男性，否认吸烟史，双下肢动脉无硬化改变，可基本排除；②免疫性周围血管炎：包括原发性小血管炎、皮肤血管炎、其他系统性疾病继发周围小血管炎等。患者无系统受累表现，末梢相关症状时轻时重，发作及缓解方式非典型小血管炎表现，化验 ANA、ANCA 等抗体均（-），基本可排除。入院后亦建议完善皮肤病理检查进一步排查，但患者因惧怕疼痛及创口不愈合未同意；最终诊断为③原发性红斑肢痛症，分析及诊断依据见前所述。

红斑肢痛症是一种以肢体末端阵发性血管扩张、皮肤温度增高、皮肤发红和剧烈烧灼样疼痛为主要临床特征的自主神经系统疾病。可分为原发性及继发性。原发者病因不明，可能与温热刺激导致 5 - 羟色胺、前列腺素等炎性介质增加有关；继发性可伴发于真性红细胞增多症、血小板增多症、高血压、糖尿病、痛风、系统性红斑狼疮等。关于红斑肢痛症的发病机制尚不明确。Brown 1932 年指出诊断标准：①疾病的发作以足或手的烧灼样痛开始；②足痛起始于站立、运动或暴露于热的条件下，并在这 3 种条件下加重；③抬高患肢或使患肢降温可使疼痛缓解；④疼痛部位有红、充血和皮温增高；⑤疼痛难以治疗。怀疑该病的可把受累部位浸泡在热水中 10 ~ 30min 观察以确诊。

目前针对其发病机制主要有四种学说：①局部微血管循环障碍学说；②交感神经传出纤维减少，感觉阈值异常学说；③交感神经血管内效应器钠离子通道异常学说；④效应器钙离子通道异常学说。现有治疗基本均基于以上机制进行，包括手术和药物治疗。手术治疗有硬膜外阻滞、交感神经节阻滞术，也可将麻醉剂、阿片类药物、激素注射于神经节附近的病变区域改善症状。药物治疗包括针对原发病治疗及对症治疗，对症治疗包括阿司匹林类药物：可防止血小板聚集和抑制前列腺素合成，尤其对血小板增多及真性红细胞增多症有效。本例在交感神经毁损术基础上，予硬膜外脊髓电刺激永久电极植入术控制疼痛，目前在该疾病治疗上应用该联合手术方法国内外报道很少。

📋 病例点评

风湿免疫科疑难病症较多，且部分疾病目前缺乏公认有效的内科治疗手段。该患者应为原发性红斑肢痛症，内科治疗效果差，继而积极寻找外科治疗手段，取得了一定疗效。临床工作中除注意辨别症状，寻找少见、疑难病例的蛛丝马迹，力求尽快确诊外，亦应注意积极查阅相关文献，了解最佳国内外治疗方案的动向，寻找多学科联合治疗手段，以更好地为这类患者解决病痛；但是也应注意的是，该患者现已出现足部坏疽，手术治疗后虽疼痛有所缓解，但从查体看，坏疽好转并不明显，是否仍需考虑应用不同机制类扩血管类药物及其他康复手段协同治疗？对于手术时机，是否为越早干预越能改善预后？文献上报道阿司匹林及其他扩血管类药物口服即能改善相当一部分患者病痛，是否有明确临床乃至遗传学特征可决定这一类患者对内科药物反应的好坏？临床工作中应注意继续积累，收集病例，积极查找文献，最后总结。相信不久的将来，对这类少见病例的诊疗一定能做出更多更合理的决断。

（李裔烁）

037

继发性红斑肢痛症一例

病历摘要

患者，女性，41岁，以"双手双足红肿痛伴行走不稳6月余"为主诉入院。

该患者于入院6个月前无明显诱因出现双手及双足末端皮肤发红，伴肿胀及疼痛，疼痛呈持续性，程度较明显，但可耐受，环境温度升高时疼痛加剧，温度降低时可缓解，局部皮肤可见弥漫充血样改变，边界不清，无结节及脱屑，无瘙痒，且伴随有四肢酸痛乏力、肿胀感及行走不稳。为求进一步诊治入院。患者病来偶有脱发、双手遇冷变白，无咳嗽咳痰，无呼吸困难及吞咽困难，饮食及睡眠正常，二便正常，近期体重无明显变化。否认高血压、冠心病及糖尿病病史，无药物过敏史，无肝炎结核病史，无输血史。既往曾于 5 年前行颅颈部脑膜瘤切除术。

查体： 查躯干及四肢肌张力升高, 肱二头肌反射 (BCR) (L +++ , R +++), 膝跳反射 (PSR) (L ++++ , R ++++), 巴宾斯基征双侧阳性。手足皮肤改变见图 37.1、图 37.2。

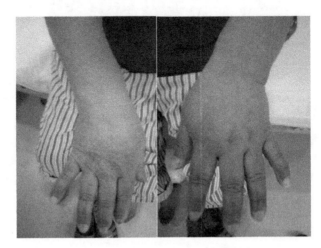

图 37.1 患者入院时双手照片

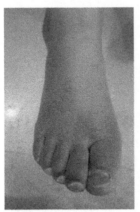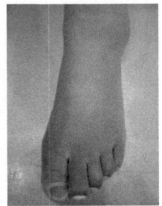

图 37.2 患者入院时双足照片

诊治经过： 入院后完善辅助检查提示：血浆纤维蛋白 (Fg)：4.05g/L; D – 二聚体 0.65μg/ml; 血清尿酸 376μmol/L; 抗核抗体 (ANA) 1：40 阳性, 抗组蛋白抗体 (AHA) (+), 余血尿常规、肝肾功、风湿三项、甲功甲炎、肿瘤系列等检验未见明显异常。肺

HRCT 结果提示：双肺轻度间质性改变。颅脑 MRI 示：双侧后交通动脉开放，左侧椎动脉颅内段未见确切显示；颈椎 MRI + C（图37.3）示：颅底枕骨大孔区占位性病变，脑膜瘤可能性大，椎管狭窄，延髓颈髓受压、水肿。余肝胆脾双肾彩超、心电图、肌电图、双上肢动静脉超声等检查未见明显异常。诊断考虑为继发性红斑肢痛症，枕骨大孔占位性病变。给予非甾体抗炎药、加巴喷丁等药物治疗后患者症状好转，但逐渐感觉四肢无力，双手麻木症状加重，后于我院神经外科确诊为"枕骨大孔区脑膜瘤复发"，于全麻下行远外侧入路枕骨大孔区复发脑膜瘤切除术，术后恢复良好，肢端红斑及疼痛未再出现。

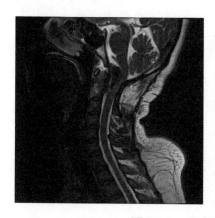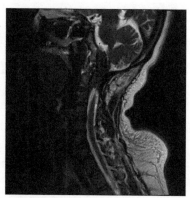

图 37.3　患者颈椎 MRI + C

病例分析

　　红斑肢痛症是一种罕见的肢端红、热、痛症状三联征。主要症状为肢体远端阵发性血管扩张，伴皮温升高，肤色潮红，剧烈烧灼样疼痛，遇冷缓解，遇热加重。该病起病较急，主要发病部位为小腿、手指、趾掌，发作间歇期患肢仍有轻度麻木、疼痛感。该病多在外界环境的热刺激下或在运动中发病，患处暴露于冷水中或抬高患肢可缓解病情。其症状的严重程度差异很大，有急有慢，有轻有重，有渐进有自限。主要累及成人，儿童发病报道较少。目前红斑肢痛症的病因病理机制尚未完全明了，也因此缺乏对所有红斑肢痛症均有效的治疗方法。早期认识和治疗这种疾病可以预防某些疾病的发生。其病变是类似于雷诺现象的一种皮肤微血管紊乱症，在症状发作期间，血液流动和灌注增加，导致皮肤温暖和红斑，这种血液流量的异常增加可引起局部组织缺氧和随后的灼热疼痛。

原发性红斑肢痛症约占60%，现在认为原发性红斑肢痛症是一种常染色体显性基因遗传病，易感基因位于2q31~2q32染色体。它是由编码痛觉神经元钠通道的基因突变引起的。钠通道通过轴突纤维壁释放带正电荷的离子，它们产生电脉冲启动神经元发出信号的电化学过程，在神经系统中具有重要作用。继发性红斑肢痛症主要继发于真性红细胞增多症、血小板增多症、骨髓发育异常综合征、骨髓增生性疾病、恶性贫血等血液科疾病，系统性红斑狼疮、类风湿关节炎、痛风等自身免疫性疾病，以及甲亢、糖尿病等内分泌疾病。还可继发于血栓闭塞性脉管炎、多发性硬化、脊髓疾病、AIDS、一氧化碳中毒、心力衰竭、高血压以及轻型蜂窝织炎、传染性单核细胞增多症、痘病毒等感染性疾病，服用环孢素、异搏定、硝苯苄胺啶等药物，甚至注射肝炎疫苗和流感疫苗后也有出现。

红斑肢痛症的治疗应首先确定是原发性还是继发性红斑肢痛症，目前原发性红斑肢痛症临床上多进行对症支持治疗，避免环境温度过热、久站等诱发因素，应用阿司匹林、加巴喷丁、地尔硫卓、舍曲林、阿米替林、丙咪嗪、帕罗西汀和氟西汀等药物。继发性红斑肢痛症应积极治疗原发疾病，原发疾病得到有效控制后，红肿热痛的症状往往会得到迅速缓解。

该患者起病以来表现为肢体远端皮肤皮温升高，皮肤潮红、肿胀，环境温度升高可诱发及加剧疼痛，温度降低时可缓解，间歇期不明显，总体表现为慢性持续并阵发性加重，伴随有四肢酸痛乏力、肿胀及行走不稳。追问病史得知既往曾患有颅颈部脑膜瘤，并曾行复发脑膜瘤切除术，结合病史查体，考虑为继发性红斑肢痛症。患者无肢端血管缺血瘀血表现，无多种自身抗体阳性及免疫指标异常，无小关节肿胀，既往无痛风性关节炎发作史，无发热及病原体感染证据，无过敏史及特殊物质接触史，无冻伤史，故除外了系统性红斑狼疮、痛风、血管病变、软组织感染、过敏性血管炎及冻伤等疾病。经过对症治疗和完善原发病诊治，很快解决了患者的痛苦不适，并最终获得很好的治疗效果。

病例点评

红斑肢痛症作为临床一种比较少见的病例，其诊断主要依靠临床症状的观察和分析，缺乏有诊断意义的辅助检查手段，因此往往不能及时得到诊治和处理，患者长期肢端疼痛会带来不同程度的身心损伤，严重影响生活质量。通过对少见疾病诊治经验的积累，既提高了诊疗水平，也能及时解决患者病痛，并对原发病进行早期治疗干预改善预后。

（刘海娜）

038
疑多肌炎的腓骨肌萎缩症一例

📋 病历摘要

患者，男性，26岁，以"反复下肢无力并逐渐加重1年"为主诉入院。

入院1年前无明显诱因出现双下肢无力，下楼梯及蹲起困难，静息状态下尚可，于当地医院完善检查见：肌酸激酶（CK）1341U/L，肌电图见周围神经损伤。双侧大腿MRI：双侧大腿肌群改变，符合肌炎表现（图38.1）。诊断为：结缔组织病，多肌炎可能性大；高尿酸血症；周围神经病不除外。予强的松30mg日1次口服、羟氯喹等药物治疗后，肌无力症状有所好转，CK降至正常，出院一周后复查肌酶再次升高，CK升至3391U/L，将激素加量至强的松50mg日1次口服后，CK逐渐降至正常，激素规律减量，减

笔记

至强的松 35mg 日 1 次口服，肌无力症状再发，因乏力摔倒两次。于我科门诊就诊，疑肌炎再发入院。

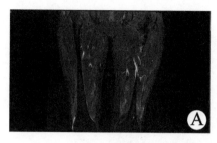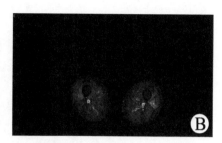

注：双侧大腿中远端肌群内信号不均，以远端为著，见模糊斑片状稍长 T_2 信号影，扫描范围内股骨未见明显异常。双侧膝关节可见少量积液。

图 38.1　大腿肌肉 MRI

病来时有双手不自主抖动。入院复查 CK 正常范围。甲泼尼龙 40mg 日 1 次静脉注射，肌无力症状无好转。完善腰椎穿刺，脑脊液常规、涂片查抗酸杆菌、隐球菌、寡克隆、副肿瘤相关抗体、AQP-4，结果均阴性，无异常提示。完善颅脑增强磁共振：脑内多发缺血灶；小脑萎缩，大枕大池；透明隔间腔形成；鼻中隔扭曲（图 38.2）。PET-CT 未见肿瘤。请神经内科会诊，专科查体：面肌颤（+），四肢肌力 4 级，感觉神经未见明显异常。BCR（L+，R+），PSR（L-，R-），Babinski（L+-，R+），Gowers 征（+），双足弓形足明显（图 38.3），下肢近端肌肉可见萎缩。可疑男性女乳。遗传基因检测：CMTDIC 型相关基因 *YARS* 存在一处杂

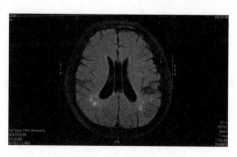

图 38.2　颅脑增强 MRI

合突变。诊断：腓骨肌萎缩症。对症营养神经及激素逐渐减量治疗中，现激素已减停，自觉不适症状略好转。

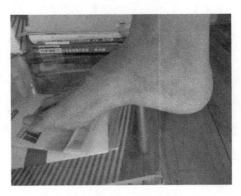

图 38.3　弓形足

病例分析

　　特发性炎性肌病的特点为肢体近端肌、颈肌及咽肌等肌组织出现炎症变性改变，导致对称性肌无力和一定程度的肌萎缩，并可累及多个系统和器官，亦可伴发肿瘤。1975 年 Bohan/Peter 的多肌炎/皮肌炎分类标准为：①对称性近端肌无力表现；②肌肉活检异常；③血清肌酶谱升高；④肌电图示肌源性损伤；⑤典型的皮肤损伤。具备第 5 条为皮肌炎，不具备为多肌炎，具备前 4 条为确诊多肌炎，具备前 4 条中 3 条为很可能多肌炎，具备前 4 条中 2 条者为可能多肌炎。该患者首诊时有肌无力症状，肌酸激酶明显升高，虽未行肌活检检查，但双侧大腿 MRI 符合肌炎改变，故诊断多肌炎可能性大。但该患者应用激素治疗虽肌酶降至正常，初期肌无力症状有所改善，但长期治疗效果不佳，肌无力再发，故完善神经科查体及相关基因检测，最终诊断为腓骨肌萎缩症。腓骨肌萎缩症（Charcot – Marie – Tooth，CMT）亦称为遗传性运动感觉神经病（HMSN），

笔记

具有明显的遗传异质性，临床主要特征是四肢远端进行性的肌无力和萎缩伴感觉障碍。CMT 是最常见的遗传性周围神经病之一（发病率约为 1/2500）。多数呈常染色体显性遗传，也可呈常染色体隐性或 X – 连锁遗传。国外亦有腓骨肌萎缩症患者 CK 升高的相关病例报道。本病目前尚未无特殊有效治疗方法，主要是对症和支持疗法，垂足和足畸形可穿着矫鞋，由于病程进展缓慢，大多数患者可存活数十年，对症治疗可提高患者生活质量。

🏥 病例点评

　　该病例特殊之处在于首诊于风湿免疫科，由于病情及检查部分符合，加上专科思维相对局限，未进行详细的遗传病等神经科疾病鉴别诊断，且多肌炎治疗过程中，肌无力症状的恢复会晚于实验室指标的好转，可能需半年甚至更长时间，因此该患肌无力症状短期内无明显改善，除激素相关肌无力，亦可能与多肌炎治疗时间相对不足相关，在已经进行炎性肌病相关诊治后，不易再次进行鉴别诊断。需要我们具备有一定高度的相对宏观的鉴别诊断思维，以及对患者充分负责的思想，才可能进一步考虑是否存在其他系统疾病致肌无力可能。临床肌无力症状诊断，除炎性肌病外，需注意鉴别甲状腺疾病等内分泌疾病、感染相关肌病、药物性肌病、肿瘤性肌病及重症肌无力、遗传病等神经系统相关肌病。且该病例提醒我们神经科专科查体在可能存在学科交叉疾病中的重要性。

（刘旭东）

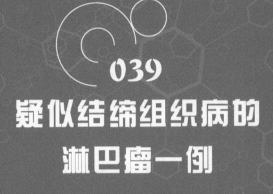

039 疑似结缔组织病的淋巴瘤一例

病历摘要

患者，女性，38 岁，以"多关节疼痛 1 年半"为主诉入院。

患者 1 年半以前无明显诱因出现全身多处关节疼痛，无肿胀，于当地医院就诊，诊断"类风湿关节炎"，给予糖皮质激素治疗（具体用药方案不详），患者未规律服药，5 天前于我院门诊，查抗核抗体（++1∶80），抗 U1RNP 抗体（3+），抗 Ro－52 抗体（+），疑诊结缔组织病收治入院。该患病来体温正常，无口腔溃疡，无口干、眼干，无双手遇冷变白、变紫、变红，无心悸气短，饮食睡眠及精神状态可，乏力，大小便正常，诉近 1 年消瘦（具体不详）。

入院前检查： 抗核抗体（++1∶80），抗 U1RNP 抗体（3+），

笔记

抗 Ro - 52 抗体（＋）。抗心磷脂抗体 IgA（±），抗心磷脂抗体 IgG（＋），抗心磷脂抗体 IgM（＋）。CA15 - 3 35.30U/ml。RF 6930.00IU/ml，ASO 121.00IU/ml。CRP 2.24mg/L。ESR 50.00mm/h。甲状腺（包括颈部淋巴结）彩色多普勒超声提示双腮腺及泪腺稍大，欠规整，内呈筛网样改变，考虑自身免疫性炎性病变，双颌下腺呈筛网样改变。双手 DR 正位提示双手骨质未见异常。骨关节彩色多普勒超声常规检查：右手中指指屈肌腱略增粗，回声稍低。

入院后检查：血细胞分析：白细胞 7.63×10^9/L，淋巴细胞 3.37×10^9/L，单核细胞 1.08×10^9/L，血红蛋白 116g/L，血小板 230×10^9/L。肝功：血清白蛋白 29.4g/L，血清前白蛋白 12.20mg/dl。血钙 2.04mmol/L。血清高密度脂蛋白胆固醇 0.63mmol/L。血浆凝血酶原时间 14.3s，血浆纤维蛋白原 4.14g/L。CRP 8.87mg/L。ESR 63.5mm/h。ANA 组合 3（印迹法 13 项）：抗 nRNP/Sm 抗体（3＋）。血清 IgG4 亚型 <0.063g/L。IgG 25.60g/L，IgA 6.34g/L，IgM 5.13g/L。血清蛋白电泳（全自动凝胶法）：白蛋白 37.9%，γ 球蛋白 34.6%。免疫固定电泳：IgG 多克隆性，未见单克隆条带。抗心磷脂抗体 IgA（＋），抗心磷脂抗体 IgG（＋），抗心磷脂抗体 IgM（＋）。抗 β_2 糖蛋白 I 抗体筛查 11.40U/ml。尿微量蛋白（5 项）：尿液 β_2 微球蛋白 1.12mg/L，尿 α_1 微量球蛋白 16.80mg/L，尿液 IgG 16.70mg/L。尿常规：蛋白质微量，红细胞每高倍视野 4.91/HPF，白细胞每高倍视野 39.64/HPF。24 小时尿蛋白定量 0.202g/24h，尿量 2400ml/24h，尿蛋白 8.4mg/dl。

肺部 HRCT（64 排）：双肺间质性改变；双肺及胸膜陈旧病变；纵隔及双侧腋下淋巴结增大。肝胆脾胰彩色多普勒超声：胆囊充盈欠佳，胆囊息肉样病变，右肾囊肿。唾液腺动态显像（ECT）：双侧腮腺、双侧颌下腺摄取功能、酸刺激后排泌功能降低；唾液腺自

笔记

主排泌功能降低。经胸超声心动图＋心功能：左室心肌肥厚，静息状态下左室整体收缩功能正常。乳腺（包括腋窝淋巴结）彩色多普勒超声常规检查：双乳腺增生，双乳腺增生结节可能性大，有者为囊性（BI－RADS3 类），右侧 10 点者局部增生可能性大，双侧大者血流显示（BI－RADS4A 类）。双侧乳腺 DR 头尾位＋内外侧斜位：双侧乳腺致密型，请结合其他相关检查；双乳钙化结节，BI－RADS2 类；右腋下致密淋巴结显示。

患者存在高球蛋白血症，类风湿因子升高明显，为除外血液系统疾病，行骨髓穿刺检查，骨髓穿刺描述：骨髓取材满意，涂片、染色佳，骨髓有核细胞增生活跃，无核红细胞/有核细胞 = 30.3/1，G 占 73.2%，E 占 12.8%，G/E = 5.72/1。①粒细胞系增生明显活跃，中性晚幼粒细胞比值偏高，细胞形态正常，余下各阶段细胞比值及形态正常。②红细胞系增生减低，以中、晚幼红细胞为主，细胞形态正常。成熟红细胞呈缗钱状排列。③淋巴细胞比值减低，细胞形态正常。④视片一张见巨核细胞 62 只，血小板成堆可见。血片：成熟红细胞及血小板同髓象。

免疫分型报告（图 39.1）：异常淋系表型。具体描述：P3 占 10.2%，主要表达 CD19、CD20、CD23、Lambda、CD22、HLA－DR、CD21、CD38、CD200；部分表达 CXC4；但 CD5、CD7、CD10、CD117、CD34、CD33、Kappa、FMC7、CD25、CD13、CD11c、CD43 均为阴性，为单克隆成熟 B 淋巴细胞，不似典型 B－CLL（评分：2 分）、MCL、FL、HCL，考虑为 B－NHL，请结合临床。

最终确诊 B 细胞非霍奇金淋巴瘤，转入血液科进一步治疗。

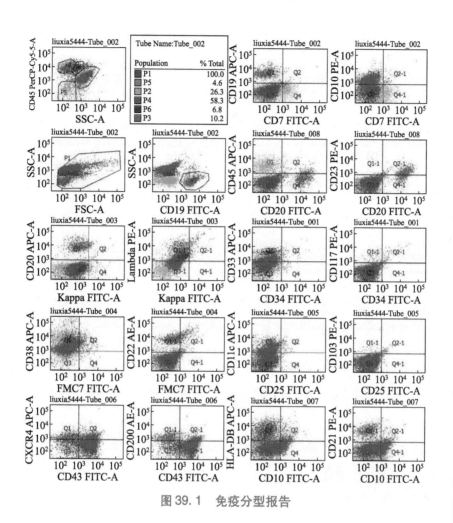

图 39.1　免疫分型报告

病例分析

该患以关节症状起病，存在双侧腮腺泪腺肿大、肺间质改变、高 γ 球蛋白血症、类风湿因子明显升高、多种自身抗体阳性，唾液腺 ECT 证实存在客观的唾液腺功能异常，综合以上特点，需考虑以下几种疾病：①干燥综合征：该患者虽无主观的外分泌腺受累症状，但客观检查证实存在唾液腺功能异常，腮腺泪腺超声证实双侧腺体筛网样改变，化验存在高球蛋白血症、类风湿因子升高、多种自身抗体阳性，符合干燥综合征特点，需完善唇腺活检以明确诊断。②IgG4 相关性疾病：本病以一种或多种器官肿大、血 IgG4 升高、病理见大量淋巴细胞及 IgG4 阳性浆细胞浸润为主要特点，常累及腮腺、胰腺、腹膜后、肝胆管。腮腺泪腺受累时超声表现与干燥综合征相似，很少出现 SSA、SSB 等自身抗体，一般不会出现类风湿因子明显升高，全身症状少见。血 IgG4 正常不能完全除外 IgG4 相关性疾病，需病理诊断。③淋巴瘤：患者腮腺、泪腺增大及肺间质改变，IgG 及类风湿因子滴度明显升高，考虑诊断结缔组织病同时，结合纵隔及腋下淋巴结肿大，需要同时警惕淋巴源性疾病的可能性。以关节炎、皮疹及腺体肿大起病的淋巴瘤在临床中并不少见，干燥综合征发生淋巴瘤的概率明显高于正常人群，但 IgG4 相关性疾病并发淋巴瘤的概率较低。此类患者需行淋巴结活检或骨髓检查明确诊断，最终该患者通过骨髓穿刺白血病免疫分型检查明确了诊疗方向。

🔲 病例点评

　　该病例虽无主观口干、眼干症状，抗 SSA 抗体及抗 SSB 抗体阴性，且最终经骨髓穿刺免疫分型检查确诊为淋巴瘤，但不能除外该患者是否以干燥综合征起病后转为淋巴瘤，遗憾的是该病例未行唇腺活检。干燥综合征存在高 γ 球蛋白血症，提示存在 B 细胞功能亢进及 T 细胞抑制功能异常，长期慢性淋巴细胞浸润增殖可能转为恶性淋巴瘤。文献报告干燥综合征合并淋巴瘤的发生率约为正常人的 44 倍，大部分为 B 细胞非霍奇金淋巴瘤。非霍奇金淋巴瘤较霍奇金淋巴瘤更易出现骨髓浸润等腺体外浸润，该病例也是通过骨髓穿刺检查最终确诊。该病例浅表淋巴结肿大症状并不明显，不除外入院前激素治疗导致淋巴结缩小。糖皮质激素为治疗淋巴瘤的常用药物之一，如淋巴结肿大原因不明或疑诊血液系统疾病时，切忌贸然使用糖皮质激素，避免掩盖症状并导致诊断延误。

（王嘉凯）

040
皮肤鸟分枝杆菌感染
模拟血管炎一例

病历摘要

患者，男性，67岁，以"双耳肿胀3年半，间断发热、皮疹3年，加重3个月"为主诉入院。

患者3年半前因双耳肿胀，就诊于当地医院，考虑"软骨炎"。予糖皮质激素口服治疗（具体用量不详），症状好转。3年前出现右侧腹股沟区疼痛，外院完善检查后，诊为"腹股沟脓肿"，予以切开引流，同时抗感染治疗。术后出现皮肤多发紫癜样皮疹，发热，体温最高达39.8℃，诊断为"血管炎"，予甲泼尼龙片24mg/日口服，热退，皮疹好转，其后激素逐渐减量至2mg/日，间断应用环磷酰胺冲击2次。半个月后再次出现腹股沟疼痛，切开引流、抗感染治疗后好转。停用环磷酰胺，改为雷公藤多苷20mg日3次口服。3 年来反复出现腹股沟脓肿，并逐渐形成窦道。3 个月前出现左手中指发红、肿胀，左手第 4 指多发串珠样皮疹，有脱屑，伴疼痛。嘴角、双手掌散在多个疱疹，无疼痛，后逐渐出现四肢红斑、多发紫癜样皮疹等，有触痛，无脱屑。间断发热，发热无规律，伴有畏寒、寒战，体温最高达 39.5℃，外院考虑不除外血管炎病情活动，将甲泼尼龙加量至 16mg/日口服，患者仍间断发热，口周及掌心疱疹消退，其他皮疹无好转，故来我院就诊。

既往史： 否认高血压、冠心病、糖尿病病史。

入院查体： T：38℃。双下臂伸面可见多发的红色皮疹，对称，压之不痛。左手中指红肿，左手无名指多发串珠样皮疹，有脱屑，伴疼痛，界限清楚。腹股沟区可见一处切开伤口，挤压后有脓液流出。双踝关节肿胀，压痛（＋）。

辅助检查： 血常规：WBC 2.48×10^9/L，LY% 15.7%，NE% 65.3%，HGB 86g/L。ANCA（－）。T 细胞亚群：CD3 305 个/μl，CD4 218 个/μl，IgE 1285.0IU/ml。心彩超：主动脉瓣退行性变，静息状态下左室整体收缩功能正常，心包积液（极少量）。肺部 CT：左肺下叶结节，纵隔内多发肿大淋巴结，双肺陈旧性病变，左肺局限性气肿。彩超：右腹股沟腹前壁窦道样回声，内部少量积液，深部可达肌层表面。骨关节彩超：双踝关节积液，滑膜未见明显增厚。

诊治过程： 考虑患者免疫力低下，发热主要与感染有关，内脏器官未找到明确血管炎证据，故激素逐渐减量，加用莫西沙星抗感染，并完善血培养、脓汁培养等。针对皮肤病变，行皮肤活检，病理示：真皮密集淋巴细胞和浆细胞浸润。活检组织菌属鉴定示：鸟分枝杆菌。血培养：未生长细菌。脓汁培养：大肠埃希菌。结合临床经过，考虑诊断系统性血管炎证据不足。经多科会诊后，诊断为

"鸟分枝杆菌病"。遂转入专科医院治疗。

病例分析

　　血管炎临床表现复杂多变，需与多种疾病鉴别。鸟分枝杆菌病是由鸟－胞内分枝杆菌复合体（mycobac－terium avium complex 或 mycobacterium avium－intracellulare complex，MAC）感染引起的人兽共患性传染病。MAC 感染后可侵害多种组织器官，包括肺、骨髓和淋巴结等。临床病症主要包括单一的结节、结节状的支气管扩张、结节样的浸润和在免疫力低下患者中的扩散性浸润四种类型。MAC 是非结合分枝杆菌的一种，属于条件性致病菌，在 70% 的暴露率下，临床发病率很低（＜10/100000），常继发于 HIV 感染或其他免疫受损患者。这种条件致病菌最常通过水源传播，目前还没有证据表明皮敏阳性者和被感染人群是显著的传染源，该致病菌进入机体最主要的途径是通过支气管或肠黏膜，暴露的强度、年龄、免疫系统、HIV 并发感染、遗传因素、预防接种情况，以及社会经济因素等都是造成感染的易感因素。随着环境中结核分枝杆菌感染源的增加、易感个体数量的增加、实验室检测技术的改进、非结核分枝杆菌疾病意识的提高，非结核分枝杆菌感染病例不断增加。我国 2010 年非结核分枝杆菌分离率已达 22.9%。非结核分枝杆菌病应引起临床医生的重视。非 AIDS 患者感染 MAC 临床症状主要为肺病、亚急性淋巴腺炎、播散性感染。

　　本例是免疫功能降低的非 AIDS 患者，为少见的皮肤鸟分枝杆菌感染，无明显的肺部感染及亚急性淋巴腺炎，主要表现为间断发热、创面不愈合、反复感染及血管炎的症状，激素治疗有效，使临床诊断更加困难，容易误诊及漏诊。诊断该病的金标准主要依赖于聚合酶链反应—限制性片段长度多态性分析（PCR – RFLP）或套式 PCR 检测感染病灶中的分枝杆菌，并对其进行核酸测序分型。MAC 一经被确认是一种致病原以后，就应开始对其采用抗结核药物疗法。用于治疗 MAC 感染的药物包括注射阿米卡星，口服氯法齐明、异烟肼、乙胺丁醇、利福平、环丙沙星和利福布丁。近些年来发现，高酚化合物克拉霉素和阿齐霉素显示出显著的抑菌活性。

🩺 病例点评

1. 此病例患者因耳廓肿胀首诊于耳鼻喉科，按软骨炎治疗有效。随后出现发热、皮疹等模拟血管炎的症状，与原发血管炎鉴别困难。

2. 鸟分枝杆菌为一种非典型病原体，属非结核分枝杆菌。普通的血清学难以检测，诊断依赖于 PCR 检测病灶中分离的分枝杆菌，并进行核酸测序分型。不易检测也给临床诊断本病带来一定的困难。

3. 对于免疫力低下，反复发热，创面迁延不愈，反复感染的患者，我们应该想到非典型病原体感染的可能，尽可能排查相关病原体，进行针对性的治疗。

（吴春玲）

041
模拟血管炎的感染性
心内膜炎一例

病历摘要

患者，男性，64岁，以"四肢远端肌肉疼痛1个月，发热4天"为主诉入院。

1个月前患者无明显诱因出现四肢肌肉疼痛，以膝关节、肘关节远端肌群为主，无关节肿痛，无四肢麻木，就诊于外院，化验提示：血常规：白细胞计数 13.35×10^9/L，以粒细胞升高为主，贫血，血红蛋白99g/L。尿蛋白（1+），尿潜血（3+），类风湿因子60IU/ml，C反应蛋白58mg/L，白蛋白29.3g/L，未予明确诊治，四肢肌肉疼痛持续约半个月后逐渐缓解。4天前，患者出现发热，夜间明显，最高体温38.6℃，无畏寒，无盗汗，自服"扑热息痛"后体温可下降至正常；伴双侧臀部疼痛，双前臂点状红色皮疹，无瘙痒，皮疹持续 3 天后自行消失。门诊怀疑血管炎收入病房。病来无反复血涕脓涕，无听力下降，无手足麻木，近 1 个月体重下降约 5kg。

入院后查体：双肺底呼吸音较弱，心率 115 次/分，心律齐，心尖区可闻及较弱吹风样杂音，双下肢腓肠肌握痛（＋）。

诊治经过：入院化验血沉 90mm/h，C 反应蛋白 105mg/L，血白细胞及粒比升高，血红蛋白中度降低 85g/L，尿蛋白（2＋）、潜血（3＋），免疫球蛋白 IgG 升高 25g/L，补体（C_3、C_4）下降。抗核抗体（＋1∶40），pANCA 阳性。心脏超声（外院结果）：二尖瓣反流（轻度），心包积液（少量），余正常。肺 HRCT：双肺间质性改变，左肺下叶炎性病变，双肺陈旧病变，双肺局限性气肿，左肺肺大泡，双侧胸腔积液，心脏增大，心包积液。入院后给予对症支持治疗，患者在未应用退热药的前提下，体温始终在 37℃ 以下，四肢肌肉疼痛较入院前好转。继续等待发热，抽取双侧血培养。目前检查未见确切感染灶及肿瘤证据，诊断上倾向于血管炎，期间心脏相关化验发现肌钙蛋白（TnI）升高 3.281ng/ml，BNP 710pg/ml，再次复查心电图：入院后未见 ST 段动态演变，再次听诊心脏仍可听到心尖区收缩期吹风样杂音。行冠脉造影检查，冠脉造影后没有发现确切血管阻塞。复查心脏超声：二尖瓣附加回声（感染性心内膜炎可能性大），二尖瓣重度反流，二尖瓣穿孔不除外，肺动脉高压（重度），静息状态下左室收缩功能正常，心包积液（少量）。患者虽体温正常，仍行 2 次双上肢血培养——草绿色链球菌（需氧瓶和厌氧瓶）。后转至心外科手术，病理回报：瓣膜纤维组织增生，玻璃样变性。

病例分析

感染性心内膜炎（IE）是由细菌、真菌或其他微生物（如衣原体、立克次体、病毒等）直接感染导致的心瓣膜或心室壁内膜的炎性反应，既往常发生于心脏病基础之上。主要临床表现为发热，迟张性低热，一般 < 39℃，午后和晚上高，可伴有头痛、背痛和肌肉关节痛。80% ~ 85% 的患者可闻及心脏杂音。部分患者有皮肤和黏膜的瘀点、甲床下线状出血、Osler 结、Janeway 损伤等。可于脑、心脏、脾、肾、肠系膜和四肢部位出现动脉栓塞，以及其他非特异性症状，如脾大、贫血等。其诊断主要依靠血培养阳性及超声心动图所见心内膜受累证据。近年来，由于心外科手术的不断发展及抗菌药物的广泛应用，越来越多的既往无基础心脏病的患者也发生感染性心内膜炎，其临床症状更加不典型。ANCA 相关血管炎（AAV）是以血管壁炎症为主要病理改变，以组织或器官供血不足为主要临床表现的一组疾病。其病因可能与某些病原体的感染和免疫异常介导有关。感染性心内膜炎患者可以介导因免疫异常而出现类似的 AAV 临床症状，比如肾炎、皮肤紫癜、鼻窦炎等。本例患者因发热、肌肉疼痛、尿检异常及 C 反应蛋白升高首诊于风湿科，化验初步筛查未见确切感染灶，且伴随免疫指标的异常，可能首先考虑的是风湿系统病，而不是感染，且患者没有典型体征，容易造成误诊。在诊治过程中因发现肌钙蛋白升高，怀疑过心肌梗死，最终经冠脉造影、血培养、超声心动图，以及进一步手术病理确诊为感染性心内膜炎。而肌钙蛋白（TnI）作为心肌坏死标志物，一般在心肌梗死、心肌炎、心包炎和尿毒症者血液中升高，并且其值与疾病的预后密切相关，其值越高，其预后越差。国外多篇文献报道

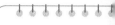

了肌钙蛋白在感染性心内膜炎但并未合并冠心病的患者中可有升高，与 IE 的预后密切相关。因此，在缺乏病理或 ANCA 阴性患者的诊治过程中，诊断系统性血管炎需谨慎，要注意一些隐匿感染及早期肿瘤。

病例点评

感染可以引起血管炎，在感染性疾病中也可以发现 ANCA 阳性。目前已经在许多感染性疾病中发现 ANCA 阳性，尤其是 IE。当出现 ANCA 阳性时，更容易误诊为 AAV。Chirinos 等提出了几个 IE 和 AAV 的鉴别点，如感染性心内膜炎患者脾肿大，血培养阳性，低补体血症、类风湿因子及冷球蛋白等。两者在患者的性别、年龄、白细胞计数和 ESR 等方面无统计学差异。由于感染性心内膜炎可出现与血管炎相似的临床表现，当 ANCA 阳性时容易被误诊为 AAV，导致临床治疗不当而发生严重后果。目前，还没有文献报道 ANCA 在 IE 中有致病作用。因此，ANCA 在感染性心内膜炎中的作用还有待进一步探讨。不可否认的是 ANCA 在感染性心内膜炎中有一定的阳性率，临床上将感染性心内膜炎误诊为 ANCA 相关血管炎也存在一定的比例，因此感染性心内膜炎伴 ANCA 阳性的现象不容忽视，应该引起临床的高度重视。

在诊治过程中该患者伴有肌钙蛋白升高，普遍认为肌钙蛋白反应的是心肌损伤，而 Watkin 等报道肌钙蛋白Ⅰ在感染心内膜炎但并未合并冠心病的患者中可有升高，Purcell 等的研究也显示65% 的 IE 患者其肌钙蛋白水平高，IE 患者中肌钙蛋白水平升高可能提示预后不良。但 IE 患者肌钙蛋白水平增高原因不明，尽管有研究表明：肺部感染的患者肌钙蛋白会增加，并且除外了冠心病的原因所

笔记

致，并且肌钙蛋白水平在肺部感染的患者中升高可能与心肌氧供需平衡被打破、炎症介质导致的直接炎症损伤、微血管血栓等因素有关。但是否 IE 患者肌钙蛋白水平升高意味着 IE 患者有更广泛的炎症损伤、更多的心肌损伤，则需要进一步研究。

（赵　珊）

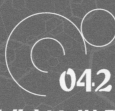

042

疑诊特发性纵隔纤维化的
主动脉粥样硬化一例

病历摘要

患者，男性，60岁，以"咳嗽伴胸闷2个月"为主诉入院。

患者2个月前无明显诱因出现咳嗽，为干咳，无痰，伴胸闷，无胸痛，劳累及剧烈活动后上述症状加重。无发热，无明显呼吸困难。于当地医院就诊，完善肺CT提示双肺下叶少许炎性病变，心包少量积液，肝内钙化灶；主动脉弓旁病灶。肺动脉CTA：主动脉弓旁肿物伴左侧颈总动脉受侵可能性大。曾静点二代头孢抗生素1周抗感染治疗，症状无明显改善。于沈阳市某军区医院行PET-CT提示主动脉弓旁软组织密度灶，代谢增高，主动脉壁及左侧冠状动脉壁钙化灶。当地医院疑诊特发性纵隔纤维化，为求进一步诊治转入我科治疗。

病来患者无明显口干、眼干，无反复口腔溃疡及生殖器溃疡，无反复腰背疼痛，无关节肿痛，无皮疹。体重下降约5kg。

既往吸烟40余年，20支/日；饮酒40余年。

查体：生命体征平稳，心肺无异常，四肢血管搏动正常，周身关节无肿胀，双下肢无浮肿。

诊治经过：入院后完善相关化验及免疫指标检测，发现患者CRP 17.90mg/L，轻度升高。PLT 371×10^9/L，轻度升高。血脂检测：高密度脂蛋白HDL升高，甘油三酯及胆固醇正常。其余化验如风湿抗体系列、抗心磷脂抗体、抗 β_2 糖蛋白抗体、免疫球蛋白IgG、IgM、IgA，血清IgG4水平，血清蛋白电泳，补体 C_3 和 C_4，抗中性粒细胞胞浆抗体（ANCA）、HLA - B27均无异常。与炎症性疾病相关的指标，如血清降钙素原、感染结核T细胞检测、梅毒螺旋体特异抗体测定、病毒抗体及支原体抗体均无异常。同时，患者凝血指标、D - 二聚体、同型半胱氨酸测定、肿瘤系列均正常。心脏相关检查：心肌酶、肌钙蛋白、BNP均正常。心脏彩超提示心脏结构及射血分数均正常。针对呼吸系统的检查：肺通气功能为小气道功能轻度异常，弥散功能正常；动脉血气分析正常；肺HRCT提示左肺上叶小结节，随诊观察；双肺上叶局限性气肿；双肺陈旧病变；腹部肝胆脾胰彩超无异常，PET - CT未见腹膜后纤维组织增生。肾脏相关检查：尿常规及尿系列正常，尿微量蛋白5项正常。双肾及肾血管彩色多普勒超声：双肾动脉起始段局部血流信号纤细。针对血管的相关检查：右颈动脉彩超提示右侧颈动脉内膜增厚，伴多发斑块形成，右侧颈动脉分叉部易损性斑块，伴管腔轻度狭窄；左颈动脉彩超提示左侧颈动脉内膜增厚，伴硬化斑块形成，左侧颈动脉血流速度正常范围；双上肢动脉彩超未见异常。胸主动脉CTA提示主动脉弓及弓上三支血管起始段周围低密度影，纤维化？胸主动脉粥样硬化改变，见图42.1。纵隔增强CT提示左肺上叶小结节，随诊观察，双肺上叶局限性气肿，双肺陈旧病变。主动脉、冠状动脉粥样硬化改变，主动脉弓软组织影包绕，见图42.2。基于以上相关检查，考虑诊断特发性纵隔纤维化证据不足。经血管外科会诊，考虑主动脉粥样硬化所致血管周围改变可能性大，建议密切监测主动脉弓的血管动态演变，及时发现动脉瘤及夹层动脉瘤的形成，必要时可考虑手术治疗。给予患者降脂、稳定斑块对症治疗。患者要求到北京某医院血管外科进一步诊治，遂出院。目前随诊中。

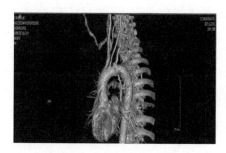
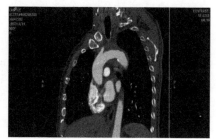

图 42.1　胸主动脉 CTA　　　　图 42.2　纵隔增强 CT

病例分析

纵隔纤维化是一种少见病，特征是纵隔的纤维增殖。该病进展缓慢，在纵隔形成致密的纤维组织，呈片状或硬块状。好发于前中纵隔的上中部。主要侵犯上腔静脉、无名静脉或奇静脉致发生狭窄或梗阻，其他器官如大的肺血管或食管、气管、支气管亦可受累。少数患者可同时发生颈部纤维化和腹膜后纤维化。其可以是特发性的，也可以继发于如感染或肿瘤等疾病。病因较复杂，已知结核、组织胞质菌病、放线菌感染、结节病、梅毒、外伤后纵隔出血及药物中毒等，均可引起纵隔纤维化，部分可能与自身免疫有关。以往

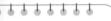

文献报道，特发性纵隔纤维化与其他的纤维－炎性或自身免疫性疾病相关。病例回顾研究发现，9 例特发性纵隔纤维化中，1 例与 ANCA 相关性血管炎相关，1 例与大血管炎相关，3 例与特发性腹膜后纤维化相关（1 例为 IgG4－相关），1 例与胰腺炎相关，1 例与 IgG4－相关性贮精囊受累相关。剩下的两例特发性纵隔纤维化与其他疾病无相关，后分类为 IgG4－相关。文献回顾显示，发现的 84 例特发性纵隔纤维化中，27 例（32%）与其他自身免疫性或纤维－炎性疾病相关，尤其是小血管炎、白塞病、腹膜后纤维化和属于 IgG4 相关性疾病范畴的其他疾病。可见，特发性纵隔纤维化常与其他自身免疫病或纤维炎性疾病相关。这些疾病可能共享免疫介导机制。

主动脉粥样硬化大多数无特异性症状。主动脉广泛粥样硬化病变可出现主动脉弹性降低的相关表现：如收缩期血压升高、脉压增宽、桡动脉触诊可类似促脉等。X 线检查可见主动脉结向左上方凸出，有时可见片状或弧状钙质沉着阴影。严重的主动脉粥样斑块底部的中膜平滑肌可发生不同程度的萎缩和弹性下降，导致炎症介质释放［（如转化生长因子 β（TGF－β）、肾素－血管紧张素－醛固酮系统（RAS）及胰岛素样生长因子－1（IGF－1）］，促进金属蛋白酶产生，这种周围炎促使动脉壁进行性变薄，在血管内压力的作用下，动脉壁局限性扩张，形成动脉瘤。病理上出现动脉中层囊性坏死、弹性纤维缺失。动脉瘤破裂可致大出血，是主动脉粥样硬化最主要的致死原因。胸主动脉瘤可引起胸痛、气急、吞咽困难、咯血、声带因喉返神经受压而麻痹引起声音嘶哑、气管移位或阻塞、上腔静脉或肺动脉受压等表现。X 线检查可见主动脉的相应部位增大，主动脉造影可显示梭形或囊样的动脉瘤。二维超声、X 线或磁共振显像可显示瘤样主动脉扩张。本病发展到相当程度，尤其是有

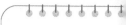

器官明显病变时，诊断并不困难，但早期诊断很不容易。因此，密切监测主动脉粥样硬化血管周围的影像学动态演变，有助于早期发现主动脉瘤的形成，提早采取措施，避免发生致命性的严重后果。

本例患者为老年男性，长年吸烟、饮酒，存在多种导致动脉硬化的危险因素。受累的血管为主动脉弓和左侧颈总动脉，突出表现为动脉硬化的改变。完善相关检查，未发现与纵隔纤维化相关的感染、肿瘤及自身免疫疾病，因此本例患者的诊断更倾向于动脉粥样硬化。血管周围的纤维组织增生除与动脉硬化炎症刺激有关外，更应密切关注患者是否有早期动脉内膜破裂及动脉瘤形成。

🔳 病例点评

特发性纵隔纤维化常与 ANCA 相关性血管炎、白塞病、特发性腹膜后纤维化、IgG4 相关性疾病等自身免疫病相关。这些疾病可能共享免疫介导机制。对于老年男性合并动脉粥样硬化的患者，诊断特发性纵隔纤维化时，更应该进行慎重分析，与动脉瘤形成前期相鉴别，避免误诊。因此，在特发性纵隔纤维化临床处置中需要准确筛查相关疾病。

（夏丽萍）

043
皮肌炎继发坏死性筋膜炎
难治性创面一例

病历摘要

患者，女性，62岁，既往肺栓塞、心肌梗死、糖尿病病史。2017年6月因面部、前胸及手背部红色斑疹伴四肢乏力、CK升高、间质性肺炎于外院诊断为"皮肌炎、间质性肺炎"。予甲强龙80mg日1次静点2周，来氟米特20mg/日口服，好转出院，续以美卓乐40mg日2次口服。2周后因"发热、乏力加重"就诊于我科。完善检查后考虑与原发病或病毒感染有关，激素减量，加用环磷酰胺（CTX）和人免疫球蛋白治疗，病情好转出院。CTX 0.4g每2周1次，规律复诊。2017年12月，患者再次出现咳痰、发热，发热以夜间为主，伴寒战，最高38.5℃，再次入院。此时CTX累积剂量3.2g。查体见口腔白膜，右下肢腘窝上一大小约8cm×8cm破溃，

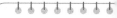

右下肢肿胀。血 WBC 2.58×10⁹/L，LY 0.38×10⁹/L，ALB 20.3g/L，LDH 521U/L，CK 正常，PCT 0.30ng/ml，CRP 288.20mg/L，ESR 77.5mm/h。T 细胞亚群：CD3 142 个/μl，CD4 101 个/μl，CD8 39 个/μl。血培养 2 次阴性；皮肤组织培养：肺炎克雷伯菌及粪肠球菌。彩超提示右腘窝及右大腿后方表浅脂肪组织回声欠均匀，未见明显积液，深部向上至大腿 1/2 处肌筋膜周围回声减低，未见明显液性回声。伤口评估：右下肢肿胀，腿围 53cm，腘窝上—8.0cm×8.0cm×0.5cm 黑色结痂，形状不规则，边缘不平整，无渗液、渗血及分泌物，周围皮肤红肿，皮温高，触痛明显并伴有麻木感（图43.1）。

治疗： 考虑患者为免疫妥协状态，感染为主，激素继续规律减量，静脉应用抗细菌、抗真菌药物及人免疫球蛋白控制感染；调整血糖；改善营养，加速伤口愈合，充分的营养支持是治疗本病的重要保障，及时给予支持和调整，纠正低蛋白血症、贫血及水电解质紊乱。病情逐渐好转。伤口护理：应用清创胶软化结痂，并配合机械清创，治疗 5 天后，暴露大量坏死组织，少量渗出（图43.2），同时清理结痂及坏死组织，伤口部分使用磺胺嘧啶银脂质水胶敷料覆盖，外层敷料使用纱布，医用胶布固定，每日换药 1 次。治疗 17 天后，黑色结痂全部清除，伤口边缘新鲜肉芽组织生成，基底大于 75% 为坏死组织覆盖，九点钟方向出现潜行，深度 2cm，中等量渗出（图43.3）。伤口潜行部分使用藻酸盐水胶敷料填充，伤口部分继续应用磺胺嘧啶银脂质水胶敷料覆盖。治疗 48 天后，伤口及潜行坏死组织清除干净，感染控制，九点钟至一点钟方向扇形潜行，深度 2~8cm，伤口床出现 100% 红色肉芽组织，伤口床边缘开始上皮化，大量渗出（图43.4）。继续目前治疗。治疗 120 天后复诊，十二点钟方向 7cm 窦道，伤口床 4cm×4cm，有脓性分泌物，中等量渗出，患者自述因经济原因近十天采用碘伏纱布引流，复诊时更换藻酸盐水胶敷料，4 天后感染控制，肉芽组织新鲜（图 43.5）。治疗 180 天后，伤口基本愈合（图 43.6），腿围 45cm，十二点钟方向窦道 6cm，继续藻酸盐水胶敷料填充促进肉芽组织生长。

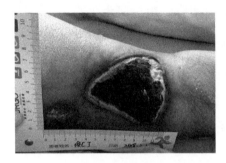
图 43.1　治疗前

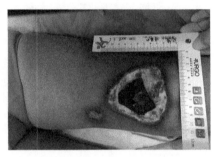
图 43.2　治疗 5 天后

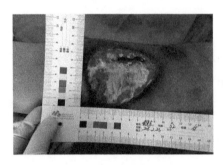
图 43.3　治疗 17 天后

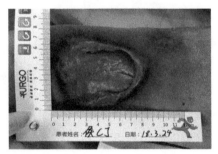
图 43.4　治疗 48 天后

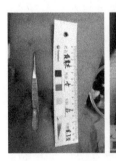
图 43.5　治疗 120 天及 124 天后

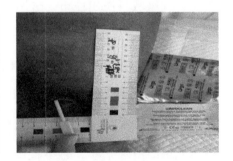
图 43.6　治疗 180 天后

血糖护理：提倡将血糖严格控制在 4.4 ~ 6.1mmol/L，要求临床护理中注意监控血糖，避免低血糖发生，强调健康宣教，使患者掌握糖尿病基本知识，明白控制血糖的重要性。心理护理：坏死性筋膜炎病情进展迅速，皮下组织坏死速度快，组织内细菌释放大量内、外毒素，全身症状严重，患者常担心病情及预后情况。我们随时与患者沟通，了解其思想动态，根据患者心理状态给予针对性安慰和精神支持，向患者解释治疗护理方法、可能出现的并发症及预防措施，使患者了解需配合的事项及护理目标，使患者对治疗充满信心，调动主观能动性，以最佳心理状态应对治疗。

病例分析

　　此病例为皮肌炎合并皮肤感染病例，需与皮肌炎继发皮肤血管炎做鉴别。皮肤血管炎以关节伸侧面触痛的皮肤结节、甲周的血管梗死和指趾溃疡坏死为特征，绝大部分发生在疾病早期的急性阶段，仅有少数发生在治疗过程中，且皮肤血管炎的存在可以是伴有恶性肿瘤的一个标志，要注意是否合并了肿瘤。累及皮下静脉、毛细血管、小动脉，有淋巴细胞、浆细胞浸润。激素及免疫抑制剂治疗原发病、预防局部感染可使其缓解。而坏死性筋膜炎（necrotic fasciitis）是种罕见的潜在威胁生命的进行性感染性疾病。累及的范围包括皮下组织、表浅及深层筋膜，但不累及肌肉组织，以广泛而迅速的皮下组织和筋膜坏死为特征，常伴有全身中毒性休克。长期使用皮质类固醇和免疫抑制剂者好发本病。常为多种细菌的混合感染，其中主要是化脓性链球菌和金黄色葡萄球菌等需氧菌。局部有剧烈疼痛，当病灶部位的感觉神经被破坏后，剧烈疼痛可被麻木所替代，这是本病特征之一。疾病早期即可出现畏寒、高热、厌食、脱水、意识障碍、低血压、贫血、黄疸等严重的全身性中毒症状。若未及时救治，可出现弥散性血管内凝血和中毒性休克等。局部体征与全身症状的轻重不相称亦是本病主要特征。治疗上在抗生素治疗基础上，及早清创引流、做好伤口护理、预防并发症是其关键。

此病例患者二次发热入我院，完善检查后并未见皮肌炎明显活动，因患者长期应用较大剂量激素及免疫抑制剂，淋巴细胞及 T 细胞亚群计数均明显降低，加之患者既往有糖尿病病史，均提示患者处于免疫妥协状态。且患者入院时 CRP 及血沉等炎性指标明显升高，亦不符合皮肌炎特征。前期经激素治疗后皮损反而加重，综合以上，我科及烧伤科考虑为坏死性筋膜炎，坏死性筋膜炎患者应给与手术清创，常用方法为 VSD - 清创 - VSD。但考虑患者自身状态，采取较为保守的机械清创与敷料配合治疗，疗程相对较长，但安全性更高，积极的全身支持治疗是重要保障。本病例采用新型磺胺嘧啶银脂质水胶敷料及藻酸盐水胶敷料。传统的换药方法治愈时间长，感染不易控制，换药次数频繁，创面易黏连致患者疼痛。磺胺嘧啶银脂质水胶敷料具有强效安全无痛的特点，可以保证换药时敷料与伤口表面无黏连，保护新生的肉芽组织及伤口周围的皮肤。敷料中含有的磺胺嘧啶银，可以有效对抗伤口中常见的 117 种细菌；银离子呈控制性释放，保证了银离子敷料的安全性。藻酸盐水胶敷料是一种高吸收性的藻酸盐敷料，可吸收超出自身重量 30 倍的液体，在吸收渗液后会形成凝胶状，为伤口表面创造湿性的愈合环境，使换药无痛，同时藻酸盐敷料具有自溶性清创的作用，可以有效清除伤口中的坏死组织，为肉芽生长创造条件。因此，两款敷料配合使用可以有效控制伤口感染，管理伤口渗出液，并清除坏死组织，为肉芽组织生长创造良好的条件；同时湿性敷料可以减少患者换药时的痛苦，减少换药次数，减轻医护人员的工作量，提高患者的顺应性。

病例点评

1. 坏死性筋膜炎被认为是最严重的一种软组织感染，常由细微的皮肤损伤引起，如牙签、鱼刺扎伤等，未能引起患者足够重视。其常见的危险因素包括：糖尿病、免疫抑制剂治疗、晚期肾功能衰竭、慢性病、营养不良、年龄大于 60 岁、肥胖、长期使用糖皮质激素治疗等。常以红肿热痛起病。及时诊断和清创扩创是成功治疗本病，降低死亡率最为关键的措施。

2. 该患者年龄大、基础疾病多，处于免疫妥协状态，无法耐受手术创伤，故采用保守治疗。在调整血糖、控制感染、营养支持的基础上，联合应用两款新型敷料，取得了良好的临床治疗效果。

3. 风湿免疫科患者是该病的高发人群，应做好相关护理宣教，指导患者注意控制血糖，保护皮肤，避免皮肤破损感染，接诊此类患者时也应仔细询问是否有叮咬伤、擦伤、刺伤、注射等皮肤破损病史，并仔细检查是否存在皮肤破损，对早期诊断、治疗，提高患者生存率尤为重要。

（王　芳　王　雪　赵悦彤）

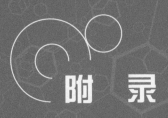

附　录

中国医科大学附属第一医院简介

　　中国医科大学附属第一医院（以下简称中国医大一院）是一所大型综合性三级甲等医院，也是一所具有光荣革命传统的医院。

　　医院的前身可以追溯到同时创建于 1908 年 10 月的福建长汀福音医院（原亚盛顿医馆）和沈阳南满洲铁道株式会社奉天医院。医院早期成长与中国共产党领导的革命进程紧密相连。1948 年沈阳解放，医院接收了原国立沈阳医学院（前身为南满洲铁道株式会社奉天医院）。

　　1995 年年初，医院首创"以病人为中心"的服务理念，提出了一系列的创新与发展举措，成果引起国内外医疗界的瞩目，得到了中央领导肯定和同行的赞誉。医院的改革经验被推向了全国，对我国的医疗改革和医院管理产生了划时代的深远影响。

如今的中国医大一院以人才实力和技术优势，发展成为国内外知名的区域性疑难急重症诊治中心。作为辽宁省疑难急重症诊治中心，同时也是国家卫生健康委员会指定的东北唯一的国家级应急医疗救援中心和初级创伤救治中心，医院在抗击非典、抗击手足口病、防治流感、抗震救灾等重大突发事件中做出了突出贡献，受到国家和世界卫生组织的肯定和表彰。

2014年年初，新一届领导班子进一步明确了医院的功能定位：以创建国家级区域医疗中心为目标，以改革为动力，围绕发展高新技术，推动学科发展，加强医院信息化建设，使门诊流程更为规范，改善病人就医体验，积极践行公立大医院的社会责任。

医院现建筑面积33.5万平方米，编制床位2249张，现有职工4350人，其中有中国工程院院士1人，教育部长江学者特聘教授3人，教授、副教授级专家545人，中华医学会专科分会主委（含名誉、前任、候任）9人，副主任委员5人。国家重点学科4个，国家重点培育学科1个，卫健委国家临床重点专科建设项目22个，荣获国家科技进步奖9项。医院全年门急诊量约342万人次，出院15万人次，手术服务量7万例，平均住院日8.19天。

2018年发布的复旦版《2017年度中国医院排行榜》中，医院综合排名全国第12名，连续9年位居东北地区第1名。

近年来，医院荣获全国文明单位、全国精神文明建设先进单位、全国卫生系统先进集体、全国文明示范医院、全国百佳医院、全国百姓放心示范医院、全国医院文化建设先进集体、全国医院有突出贡献先进集体等荣誉称号。

1941 年，毛泽东在延安为中国医大 14 期学员题词："救死扶伤，实行革命的人道主义"。它成为一代又一代中国医大一院人为之不懈奋斗的座右铭。传承百年，心系百姓，今天的中国医大一院正承载着辉煌的历史，沿着既定的航向，为建设国内一流医院的目标而努力奋斗！

中国医科大学附属第一医院风湿免疫科简介

　　中国医科大学附属第一医院风湿免疫科始建于1991年，作为国内第一批成立的风湿免疫专科，同时也是中华医学会风湿病学分会的常委单位、中国风湿免疫病医联体首批常务理事单位、首批结缔组织病合并肺动脉高压诊治中心、沈阳市免疫疾病诊治中心、省内首个风湿免疫专业国家临床药理试验基地，连续多年在复旦大学专科排行榜获得提名。目前开放床位70张，年住院收治患者3000余人次，年门诊量达66000人次，年诊治疑难重症患者近600人次。现有医护及实验室人员共47名，高级（含副高）职称13人，医师具备博士学位占70%。科室一直致力于疾病的早期诊断、早期治疗及疑难危重症的诊治能力的提高。定期举行科内疑难病例讨论会及院内多学科会诊（MDT）。目前已形成了系统性红斑狼疮（SLE）、类风湿关节炎（RA）、干燥综合征（SS）、脊柱关节病、炎症性肌病、结缔组织病合并肺动脉高压及血管炎等7个亚专科，建立了常见和少见风湿病的组学标本库和开放的随访队列。在教学工作方面，科室承担校内本科生、研究生的临床教学和住院医师规范化培训工作，获得院内优秀研究生管理科室和优秀住院医师培训科室，肖卫国教授等多人次获得省级、校级及院内优秀教师等教学奖励。科室自成立以来，累计获得国自然基金7项，作为分中心参与国家"十一五"科技支撑计划、"十二五"863计划及"十三五"重大课题4项。承担课题20余项，其中省部级课题6项。近

笔记

五年作为通讯作者单位发表核心期刊 104 篇，SCI 收录论文 36 篇，累计影响因子 86 分。以第一完成单位获省级科技进步奖二等奖 2 项，三等奖 1 项，辽宁省医学会科技奖二等奖 2 项。科室成立了辽宁省狼疮脑病分子机制研究重点实验室，开展唇黏膜活检、肌肉活检、肌骨超声、甲襞微循环检测、血管超声造影先进医疗技术，担负着辽宁乃至东北三省的疑难、重症风湿病患者的诊治工作。